W0257429

W. Nechwatal

Die Ventrikelfunktion bei Patienten mit Angina pectoris

Einfluß von β-adrenerger
Blockade und Nitraten

Mit einem Geleitwort von M. Stauch

Mit 31 Abbildungen

Springer-Verlag
Berlin Heidelberg New York Tokyo 1984

Priv.-Doz. Dr. med. Walter Nechwatal
Zentrum für Innere Medizin
Klinikum der Universität Ulm
Steinhövelstraße 9, 7900 Ulm

Korrespondenzadresse:
Bürgermeister-Fischer-Straße 12
8900 Augsburg

ISBN-13: 978-3-540-13408-4   e-ISBN-13: 978-3-642-69716-6
DOI: 10.1007/978-3-642-69716-6

CIP-Kurztitelaufnahme der Deutschen Bibliothek
Nechwatal, Walter:
Die Ventrikelfunktion bei Patienten mit Angina pectoris: Einfluß von β-adrenerger
Blockade u. Nitraten/Walter Nechwatal. – Berlin; Heidelberg; New York; Tokyo:
Springer, 1984. –

Herstellung: Oscar Brandstetter Druckerei GmbH & Co. KG, Wiesbaden
2121/3140-543210

Geleitwort

Die Funktion des linken Ventrikels ist in den letzten Jahren
immer mehr als bestimmender Faktor, sowohl für den Spontan-
verlauf, als auch für die Art der Behandlung der verschiedenen
Formen der koronaren Herzkrankheit in den Vordergrund
gerückt. Herr Priv.-Doz. Dr. W. Nechwatal hat sich dieser
Problematik seit Jahren angenommen. So konnte er durch
Untersuchung der Frage, ob sich das Wirkprinzip der Nitrate, –
die Vorlastsenkung – auf vasoaktive Diuretika übertragen ließe,
deren Wirksamkeit bei der Angina pectoris nachweisen. Die
spärlichen hämodynamischen und ventrikeldynamischen Untersuchungen über Diuretika konnten dadurch für die koronare
Herzkrankheit grundlegend erweitert werden.
In der vorliegenden Monographie werden zusammenfassend die
Veränderungen der globalen und regionalen Myokardfunktion
durch verschiedene Schweregrade der koronaren Herzkrankheit
in Ruhe und während Belastung beschrieben. Durch verschiedene Methoden gewonnene eigene Ergebnisse werden denen anderer Autoren gegenübergestellt. Die Problematik widersprüchli-
cher Befunde über die Rolle der Betarezeptorenblocker und ihre
Wirkung auf die regionale und globale Ventrikelfunktion werden
durch die Kombination „klassischer" kardiologischer Katheter-
methoden mit neueren szintigraphischen Methoden näher analysiert und neue, auch therapeutisch wichtige Gesichtspunkte
aufgezeigt.
Diese Einbeziehung szintigraphischer Methoden hat die Möglichkeiten der nichtinvasiven kardiologischen Diagnostik entscheidend verbessert. Es handelt sich vorwiegend um Funktions-
untersuchungen, deren Ergebnis demnach vom Funktionszustand des Herzens zum Zeitpunkt der Untersuchung abhängen.
Der Funktionszustand kann sich spontan verändern, ist aber vor
allem durch körperliche Belastung beeinflußbar. Die Intensität
dieser Belastung ist entscheidend für eine positive Diagnose bei
koronarer Belastungsischämie. Damit hängt das Ergebnis vor
allem von der Art und Stärke der Belastung ab. Diese ist nun
wiederum nicht so leicht zu standardisieren oder vorzugeben, als
es den Anschein hat. Ärzte, die nicht täglich mit kardiologischen
Patienten und Belastungen zu tun haben oder diese nicht selbst

behandeln, tendieren im allgemeinen zu einer zu geringen Belastung zur Vermeidung von Zwischenfällen. Dazu kommt, daß man einen Patienten um so besser – besser im Sinne von der zu erwartenden Ausbeute an diagnostischer Information – belasten kann, je besser man ihn kennt. Die Parameter, nach denen sich die Belastung richten soll, wie Herzfrequenz und Alter, dazu für Erstuntersuchungen eng zu fassende Abbruchkriterien, die individuell überschritten werden können, ersetzen für wissenschaftliche Untersuchungen nicht die Präsenz des behandelnden Kardiologen. Diese Feststellung gilt nur, wenn der Kardiologe den Patienten wirklich aus mehreren vorhergehenden Untersuchungen und Beratungen kennt.

Unter den szintigraphischen Methoden ist die Radionuklidventrikulographie von besonderer Bedeutung, da sie die Erfassung quantitativer Daten über die Herzfunktion erlaubt, in erster Linie die Auswurffraktion und die regionale Motilität. Dabei fällt für die koronare Herzkrankheit besonders ins Gewicht, daß sie unter Belastung vorgenommen werden und leicht wiederholt werden kann. Die Wirkung eines oder mehrerer Pharmaka und deren Interaktion kann somit objektiv, vom Auge des Untersuchers unabhängig, beurteilt werden.

Eine quantitative Bewertung von Untersuchungsergebnissen ist für wissenschaftliche Fragestellungen von besonderer Bedeutung. Daher fallen die oben angeführten Argumente für die optimale Durchführung der Belastung besonders ins Gewicht, da die meßbaren Auswirkungen der Belastungsischämie von der Belastungshöhe abhängen. Herr Nechwatal hat diesen Gesichtspunkten Rechnung getragen und diese noch erweitert, indem er während der Radionuklidventrikulographie mit Hilfe der Thermodilutionstechnik die Füllungsdrucke des rechten und linken Ventrikels und das Herzzeitvolumen gemessen hat. Er konnte dadurch weitere Parameter, außer den Drucken und dem HZV vor allem das enddiastolische Volumen aus Schlagvolumen und Auswurffraktion in Ruhe und unter Belastung exakt bestimmen. Die Erstellung von Druck-Volumen-Beziehungen des Ventrikels in Ruhe und unter Ischämie und nach Beeinflussung durch Nitrate und Betablocker wurde erst durch diese Kombination von Untersuchungsmethoden möglich. Sie gibt wichtige Aufschlüsse über die Pathophysiologie der Belastungsischämie und deren Beeinflussung durch Pharmaka.

Herr Nechwatal brachte für diese Arbeit eine breite Erfahrung über die Hämodynamik und Ventrikelfunktion bei koronarer Herzkrankheit mit. Die jahrelange Zusammenarbeit der Ulmer Kardiologie mit der Abteilung Nuklearmedizin, deren Pionierarbeit auf dem Gebiet der Radionuklidventrikulographie unter Herrn Prof. Dr. W. E. Adam, ergänzt durch eine besonders enge räumliche Nachbarschaft zwischen Kardiologie und Nuklearmedizin waren weitere Voraussetzungen für das so gute Gelingen dieser Arbeit. Wir danken dem Springer Verlag und besonders Herrn Lewerich, daß er es ermöglicht hat, die Ergebnisse in dieser Form einer breiteren Leserschaft vorzustellen.

Ulm, März 1984   M. Stauch

Inhaltsverzeichnis

Abkürzungen

BrAP	Brachialarteriendruck
EDV	enddiastolisches Volumen
EF	Ejektionsfraktion, Auswurffraktion
HF	Herzfrequenz
HZV	Herzzeitvolumen
KHK	koronare Herzkrankheit
LAO (RAO)	„left (right) anterior oblique" (Projektion bei schrägem Strahlengang von links bzw. rechts vorn)
LVFP	„left ventricular filling pressure", linksventrikulärer Füllungs- bzw. enddiastolischer Druck
PAP (PAMP)	„pulmonary artery (mean) pressure", Pulmonalarterien(mittel)druck
PCP	„pulmonary capillary pressure", Pulmonalkapillardruck
PVR	„pulmonary vascular resistance", pulmonalvaskulärer Widerstand
RAP	„right atrial pressure", rechtsatrialer Druck
SV	Schlagvolumen

1 Einleitung

Herz- und Kreislauferkrankungen stehen in den meisten Industriestaaten an erster Stelle der Mortalitätsstatistiken. Besonders die koronare Herzkrankheit (KHK) stellt eine Herausforderung hinsichtlich Früherkennung und Frühbehandlung dar, da die klinischen Erstmanifestationen — Angina pectoris und Herzinfarkt — in der Regel Ausdruck eines bereits fortgeschrittenen Krankheitsstadiums sind. Für die kardiologische Diagnostik ergibt sich daraus die Notwendigkeit einer möglichst frühen Diagnosestellung und darüber hinaus einer engmaschigen Kontrolle von Therapieeffekten.

Untersuchungen der globalen und regionalen Funktion des Herzens mit Hilfe der Angiokardiographie sowie die Koronarangiographie haben viel zum Verständnis der Pathophysiologie bei der KHK beigetragen und stellen auch heute noch die wesentlichen Voraussetzungen für eine operative Behandlung dar. Die Kenntnis der Koronarmorphologie allein gestattet jedoch keine direkten Rückschlüsse auf das Ausmaß der funktionellen Auswirkungen einer stenosierenden Koronarsklerose. Die Kontrastmittelventrikulographie erlaubt zwar, Lokalisation und Ausdehnung von Myokardnarben zu erkennen, Änderungen der Ventrikelfunktion während einer passageren Ischämie sind jedoch bei der Routineuntersuchung selten erfaßbar.

Pathophysiologisch besteht bei der KHK ein Mißverhältnis zwischen Sauerstoffangebot und Sauerstoffbedarf des Herzmuskels als Folge einer eingeschränkten Koronarreserve. Dieses Mißverhältnis kann reversibel sein, wie bei der Angina pectoris, und damit auch die mit der Myokardischämie einhergehende Kontraktionsstörung. Bei längerer Dauer der Ischämie kommt es zu irreversiblen Veränderungen der Myokardstruktur und -funktion, die sich klinisch als Myokardinfarkt äußern. Es können bei der KHK in einem Ventrikel irreversibel geschädigte Myokardsegmente und reversible Bewegungsstörungen nebeneinander bestehen.

In den letzten Jahren konnten infolge technischer und radiopharmakologischer Fortschritte Verfahren entwickelt werden, die auf nichtinvasivem Wege eine Beurteilung der Funktion des Herzens zulassen. Diese Methoden machen sich die Strahlung zunutze, die von den blutgefüllten Herzinnenräumen ausgeht, nachdem das Blut mit einem Radionuklid markiert wurde. Ihre Anwendung gestattet neben der Bestimmung der Auswurffraktion, einem der wichtigsten Parameter zur Beurteilung der globalen Ventrikelfunktion, auch die Erfassung von Parametern der regionalen Myokardmotilität [1, 2, 134]. Da die Myokardischämie die Funktion des linken Ventrikels regional beeinflußt, ist die Möglichkeit der segmentalen Analyse bei der KHK von besonderer Bedeutung. Eine abnorme linksventrikuläre Dynamik bei der KHK läßt sich v. a. bei körperlicher Belastung nachweisen, wenn das Sauerstoffangebot nicht mehr dem erhöhten Bedarf des Myokards gerecht wird. Bei einer solchen belastungsinduzierten Ischämie sind zahlreiche Parameter der Ventrikelfunktion mehr oder weniger pathologisch verändert. Die Anwendung der nuklearmedizinischen Methoden der Herzfunktionsuntersuchung bei Patienten mit KHK während Belastung [15, 127, 141] hat wesentlich zu der Beurteilung der funktionellen Bedeutung einer Koronarstenose beigetragen. Die bisher vorliegenden Ergebnisse sprechen für eine hohe Sensitivität im Hinblick auf die Erkennung einer KHK. Dies berechtigt zu der Hoffnung, daß die Bestimmung der globalen und regionalen Myokardfunktion in Ruhe und während Belastung eine Entscheidungshilfe für die Wahl der geeigneten Therapie darstellt. Da die regionale Motilitätsstörung eine der ersten Manifestationen der Ischämie ist [15, 99], könnte dieser Indikator eine bedeutsame Rolle bei der Früherkennung der KHK spielen.

Eine umfassende Analyse der Ventrikelfunktion muß jedoch alle Meßgrößen berücksichtigen, die auch die Leistung einer mechanischen Pumpe charakterisieren: Neben den schon erwähnten globalen und regionalen Volumengrößen und ihrer Ableitung nach der Zeit stellt der intraventrikuläre Druck einen wesentlichen Parameter für die Beschreibung der Herzfunktion dar. Im Gegensatz zu den Volumengrößen stellt der gemessene Druck immer einen globalen Parameter dar, da die Druckausbreitung in den Herzhöhlen gleichmäßig erfolgt. Während der systolische Spitzendruck im linken Ventrikel leicht über die unblutige Druckmessung nach Riva Rocci mit ausreichender Genauigkeit bestimmt werden kann, kann der diastolische Druck nur über eine Sondierung des linken Ventrikels gemessen werden. Gerade diese Meßgröße zeigt jedoch bei der KHK charakteristische Veränderungen während Ischämie. So konnte die 1958 erstmals beim spontanen Angina-pectoris-Anfall gemachte Beobachtung eines pathologischen Anstiegs des linksventrikulären enddiastolischen Drucks [88] wiederholt bestätigt werden. Wegen des erheblichen technischen und zeitlichen Aufwands sowie die auch heute nicht zu vernachlässigenden Risiken ist die Linksherzkatheteruntersuchung für die kardiologische Funktionsdiagnostik im engeren Sinne ungeeignet. Die Einführung des Einschwemmkatheters nach Grandjean [47] hat einen bedeutsamen Fortschritt für die Erfassung der Hämodynamik bei zahlreichen kardiovaskulären Störungen gebracht. Eine für die Routinediagnostik wichtige Verbesserung des Einschwemmkatheterverfahrens gelang 1970, als von Swan und Ganz ein Katheter eingeführt wurde, der sich durch einen aufblasbaren Ballon an der Katheterspitze auszeichnet. Damit war die Grundlage für eine problemlose indirekte Bestimmung des linksventrikulären enddiastolischen Drucks bzw. linksventrikulären Füllungsdrucks (LVFP) über einen Rechtsherzkatheter gelegt: Durch den Ballonverschluß eines Pulmonalarterienasts wird eine retrograde Drucktransmission vom linken Vorhof über die Lungenvenen und Kapillaren in die Katheteröffnung des Einschwemmkatheters ermöglicht. Der Pulmonalkapillardruck (PCP) entspricht damit weitgehend dem Druck im linken Vorhof und liefert eine Meßgröße, die in guter Annäherung eine Aussage über die Höhe des LVFP gestattet [146]. Darüber hinaus kann mit demselben Kathetersystem das Herzzeitvolumen (HZV) nach der Thermodilutionsmethode bestimmt werden.

Über lange Zeit kannte man als Therapie der Angina pectoris im wesentlichen nur den Aderlaß, ohne zu wissen, daß man damit ein modernes therapeutisches Prinzip verfolgte, nämlich die Entlastung des Herzens durch eine Verminderung des zirkulierenden Blutvolumens. Noch vor Kenntnis dieser Zusammenhänge wurden Nitroglyzerin, Amylnitrit und andere Nitrate zur Behandlung der Angina pectoris eingesetzt [20], da die prompte und zuverlässige Wirkung dieser Substanzen jedem erfahrenen Arzt geläufig war. Die therapeutische Bedeutung der Nitrate bei der KHK hat in den letzten Jahren weiter zugenommen, da nicht nur die transiente Myokardischämie (Angina pectoris) erfolgreich mit dieser Substanzgruppe behandelt wird, sondern auch beim akuten Myokardinfarkt Behandlungserfolge zu erwarten sind, wenn gewisse Voraussetzungen für deren Einsatz gegeben sind [21]. Eine Erweiterung des Indikationsspektrums für die Nitrate ergab sich aus den Erkenntnissen über die günstigen Effekte auf die linksventrikuläre Funktion [26]. Die kardiale Funktionsverbesserung durch die Nitrate, zunächst bei Patienten mit KHK beobachtet, wird inzwischen auch bei Herzinsuffizienz anderer Genese therapeutisch genutzt [18].

Ein weiteres, die therapeutischen Möglichkeiten bei der KHK entscheidend erweiterndes Prinzip war die Entwicklung von kompetitiven Blockern der β-adrenergen Rezeptoren [49]. Diese (im weiteren kurz β-Blocker genannte Substanzgruppe) führt am Herzen ebenfalls zu einer Senkung des Energiebedarfs, allerdings über eine Beeinflussung anderer Determinanten des myokardialen O_2-Verbrauchs: Der Entzug adrenerger Impulse führt zu einer Reduktion der Herzfrequenz (HF) und der Kontraktilität [30, 35, 74, 76]. Beide Effekte kommen v. a. dann zum Tragen, wenn der sympathische Antrieb verstärkt ist, z. B. bei physischer und psychischer Belastung [33]. Die myokardiale Wandspannung wird nur indirekt günstig beeinflußt, indem die blutdrucksenkende Wirkung der β-Blocker — in Abhängigkeit vom Ausgangsblutdruck — zu einer Verminderung des mittleren systolischen Drucks v. a. während Belastung führt [147].

In dieser Übersicht sollen die Änderungen der Myokardfunktion bei verschiedenen Schweregraden der KHK in Ruhe und während Belastung beschrieben werden. Die Ergebnisse anderer Autoren werden eigenen Untersuchungen gegenübergestellt. Ausmaß, Lokalisation und Art von Störungen der Hämodynamik und des Kontraktionsverhaltens sowie die Frage der Reversibilität bzw. Irreversibilität werden als Indikatoren der Myokardischämie analysiert. Die diagnostische Wertigkeit der ventrikeldynamischen und hämodynamischen Parameter wird im Hinblick auf ihre Spezifität und Sensitivität überprüft. Die bisher vorliegenden widersprüchlichen Ergebnisse über den Einfluß der β-Rezeptorenblockade auf die globale und regionale Ventrikelfunktion bei der KHK wurden zum Anlaß genommen, auf diese Problematik näher einzugehen. Dabei wird untersucht, ob sich Untergruppen von Koronarpatienten abgrenzen lassen, die besonders günstig auf eine β-Rezeptorenblockade reagieren, und solche, bei denen sich im Hinblick auf die Ventrikelfunktion eher unerwünschte Wirkungen zeigen. Außerdem soll diskutiert werden, inwieweit nach zusätzlicher Verabreichung von Nitraten die klinisch günstige Wirkung dieser Kombination in Änderungen der Ventrikelfunktion zum Ausdruck kommt. Hierbei wird versucht, eine Beziehung zwischen dem Ausmaß der regionalen ischämischen Motilitätsstörung und dem zu erwartenden Effekt einer Kombination von β-Blockade und Nitraten aufzustellen. Aus den vorliegenden Daten werden diagnostische und therapeutische Folgerungen für Patienten mit KHK abgeleitet.

2 Die Ventrikelfunktion bei der koronaren Herzkrankheit

2.1 Pathophysiologische Grundlagen

Da die Fähigkeit des Herzmuskels zur Kontraktion ein Gleichgewicht zwischen Energieangebot und Energiebedarf voraussetzt, gestatten Untersuchungen der globalen und regionalen Ventrikelfunktion Aufschlüsse über die hämodynamische Bedeutung von vorliegenden Kranzgefäßveränderungen.

Die Funktion des linken Ventrikels wird im wesentlichen von folgenden Determinanten bestimmt, die sich gegenseitig beeinflussen [86]:

1) Vorlast (Preload), die der enddiastolischen Wandspannung entspricht;
2) Nachlast (Afterload), die der systolischen Wandspannung entspricht;
3) Kontraktilität des Myokards;
4) Herzfrequenz (HF).

Störungen einer oder mehrerer dieser Determinanten führen zur Aktivierung von Kompensationsmechanismen, die die Aufrechterhaltung eines ausreichenden HZV gewährleisten sollen [86]. Folgende Kompensationsmechanismen können je nach zugrundeliegender Störung wirksam werden:

1) Frank-Starling-Mechanismus;
2) ventrikuläre Hypertrophie;
3) Aktivierung des sympathischen Nervensystems.

Eine Analyse der Ventrikelfunktion bei der KHK hat somit die Veränderungen dieser Teilkomponenten zu berücksichtigen. Obwohl die „intrinsische" Herzmuskelfunktion am genauesten durch die Kontraktilitätsparameter, wie maximale Druckanstiegsgeschwindigkeit, bestimmt werden kann [106], ist für klinische Belange die Umsetzung des Parameters „Kontraktilität" in leichter meßbare Größen, wie HZV, Füllungsdruck, arterieller Druck und ventrikuläre Auswurffraktion (EF), voll ausreichend [46]. Besonders die Auswurffraktion (EF), die die Relation zwischen Schlagvolumen (SV) und enddiastolischem Volumen (EDV) ausdrückt, hat sich als wertvoller Parameter zur Beschreibung der globalen linksventrikulären Funktion bewährt [50]. Die Funktion des linken Ventrikels wird außerdem entscheidend von der myokardialen Wandspannung bestimmt. Diese ist entsprechend der Laplace-Beziehung (vgl. [125]) eine Funktion des intraventrikulären Drucks (p), des Ventrikelradius (r) und der Wanddicke des Ventrikels (d):

$$\tau = \frac{p \cdot r}{2\,d}.$$

Nach dieser Beziehung muß ein dilatierter Ventrikel im Vergleich zu einem normal großen Ventrikel zur Erzeugung desselben systolischen Drucks eine höhere Wandspannung aufbringen. Auch ein kleiner Ventrikel muß andererseits bei einer Erhöhung des arteriellen Drucks mit einer gesteigerten Wandspannung arbeiten. Durch die Bestimmung von Kenngrößen der linksventrikulären Funktion, wie Füllungsdruck, Füllungsvolumen und arteriellen Druck kann indirekt auf das Verhalten der Wandspannung geschlossen werden.

Die für die Ventrikelfunktion bedeutsamen Größen sind zugleich die wesentlichen Determinanten des myokardialen O_2-Verbrauchs: Die myokardiale Wandspannung, die Kontraktilität und die HF [139, 145] sind diejenigen Faktoren, die anteilsmäßig unterschiedlich den Energieverbrauch des Herzens wesentlich bestimmen. Aus der Kenntnis dieser Zusammenhänge können die für das therapeutische Vorgehen bei der KHK entscheidenden Konsequenzen gezogen werden. Bei körperlicher Belastung muß der Organismus vermehrt Sauerstoff aufnehmen. Zwischen O_2-Aufnahme und HZV besteht nach Ekelund u. Holmgren [32] beim Gesunden eine lineare Beziehung. Die HZV-Zunahme wird v. a. über eine erhebliche Aktivierung des Sympathikusantriebs erreicht, die zu einer Frequenz- und Kontraktilitätssteigerung führt [115]. Daneben dürfte auch beim Gesunden der Frank-Starling-Mechanismus eine Rolle bei der Zunahme der Pumpleistung während Belastung spielen. Allerdings wird seine Wirksamkeit durch gegensinnig wirksame Faktoren maskiert. So bleibt beim Gesunden die Steigerung des Füllungsdrucks und des EDV während körperlicher Belastung im Liegen meist aus, da HF-Zunahme und Kontraktilitätssteigerung auf die Vordehnung des Ventrikels entgegengesetzt einwirken [19, 123].

Seit den grundlegenden Tierexperimenten von Tennant u. Wiggers [149] ist bekannt, daß eine lokale myokardiale Ischämie regionale Kontraktionsstörungen bewirkt. Die alleinige Ruheuntersuchung führt allerdings zu einer Verkennung oder Unterschätzung der funktionellen Auswirkung von Koronarstenosen. Daher wird bei der KHK eine Störung der Hämodynamik und Ventrikelfunktion oft erst unter Belastungsbedingungen manifest [116]. Dies gilt insbesondere für reversible (durch passagere Ischämie induzierte) Störungen der Ventrikelfunktion. Hierbei kommt es zu einer regionalen Beeinträchtigung der Myokardfunktion im Versorgungsgebiet einer kritisch stenosierten Kranzarterie [117]. Erst bei Einbeziehung von größeren Myokardarealen in die Wandbewegungsstörung ist die Ventrikelfunktion auch global gestört, da das gesunde, d. h. normal perfundierte Restmyokard trotz kompensatorischer Verstärkung der Kontraktion die Gesamtfunktion nicht mehr normalisieren kann.

Die simultane Bestimmung verschiedener Parameter der linksventrikulären Funktion unter den Bedingungen der körperlichen Belastung gestattet eine Abschätzung der funktionellen Bedeutung von Koronarstenosen und macht darüber hinaus auch mögliche Interaktionen von Kompensationsmechanismen erkennbar [86]. Aufgrund dieser pathophysiologischen Grundlagen wurde von Roskamm et al. [116] eine Stadieneinteilung der Funktionsbeeinträchtigung des Herzens vorgeschlagen, die die Druck-Fluß-Beziehung der Ventrikel beschreibt. Sie berücksichtigt auch Frühstadien der Funktionsstörung, in denen der Fluß (HZV) noch adäquat gesteigert werden kann, jedoch nur auf Kosten eines erhöhten Füllungsdrucks.

Die ausschließlich globale Beschreibung der linksventrikulären Funktion wird jedoch den Besonderheiten bei der KHK nicht gerecht. Regionale Störungen der linksventrikulären Kontraktion und Relaxation sind für diese Erkrankung typisch und müssen bei der diagnostischen und therapeutischen Bewertung berücksichtigt werden [41, 50, 68]. Regionale Funktionsstörungen des linken Ventrikels bei KHK sind entweder Folge einer passageren Ischämie, damit grundsätzlich reversibel, oder Folgen einer morphologisch fixierten Läsion und damit irreversibel [28, 117]. Eine passagere Ischämie ist dann zu erwarten, wenn eine höhergradige Stenosierung eines oder mehrerer Kranzgefäße ohne Infarzierung der nachgeschalteten Myokardareale vorliegt. Bei vermehrtem O_2-Bedarf des Herzens, wie z. B. bei Ergometerarbeit, kommt es zu einer Ischämie der stenoseabhängigen Myokardanteile mit entsprechenden Auswirkungen auf die regionale und — bei größeren Asynergien — globale Myokardfunktion [22, 87, 131]. Aus den komplexen Funktionsstörungen bei der KHK ergibt sich daher die Notwendigkeit, sowohl die globalen als auch regionalen Parameter zu untersuchen. In vielen Fällen kann die Beeinträchtigung der Ventrikelfunktion nur durch Zusatzuntersuchungen, wie körperliche Belastung und pharmakologische Interventionen, richtig interpretiert werden.

2.2 Globale Parameter

2.2.1 Herzzeitvolumen und Schlagvolumen

Diese globalen Größen der Pumpfunktion sind in Ruhe bei Koronarpatienten in der Regel nicht vermindert. Nur bei erheblich vorgeschädigten Ventrikeln durch vorausgegangene transmurale Infarkte oder langjährige Druckbelastung können diese Größen reduziert sein. Solche Patienten sind zumeist klinisch schwer beeinträchtigt (Schweregrade III und IV der Klassifikation nach NYHA) und kaum belastbar. Sehr viel häufiger können HZV und SV unter Belastungsbedingungen nicht adäquat gesteigert werden. In eigenen Untersuchungen bei Patienten mit angiographisch gesicherter Koronarsklerose lag das HZV in Ruhe im Normbereich, stieg jedoch während Belastung inadäquat an, d. h. ein Teil der Patienten lag außerhalb des 95-%-Vertrauensbandes für die Beziehung zwischen HZV und geleisteter Wattzahl von Gesunden [89]. Diese Beziehung zwischen Wattzahl und HZV ist bei herzgesunden Probanden relativ straff [32]. Die Prüfung dieser Größe bei Patienten mit Koronarsklerose aller Schweregrade ergab hingegen keine statistisch zu sichernde Beziehung zwischen Belastungsstärke und Größe des HZV. Im Durchschnitt war die HZV-Zunahme bei Belastung deutlich weniger steil als aufgrund der von Ekelund u. Holmgren [32] angegebenen Normalwerte sowie eigenen Untersuchungen von Herzgesunden zu erwarten wäre (Abb. 1). Entsprechend blieb das durchschnittliche SV, welches normalerweise während Belastung etwas zunimmt [32] gegenüber dem Ruhewert praktisch unverändert. Eine Beeinträchtigung des physiologischen HZV-Anstiegs während Belastung war v. a. bei Patienten mit schweren Ischämiezeichen und hochgradigen Kranzgefäßveränderungen nachweisbar [89]. Ähnliche Befunde wurden von Roskamm et al. [117] mitgeteilt; nach diesen Autoren weist eine hämodynamische Beeinträchtigung des Schweregrads III (d. h. inadäquater HZV-Anstieg während Belastung) in erster Linie auf eine Dreigefäßerkrankung oder auf eine Stammstenose der linken Kranzarterie hin. Auch bei Patienten mit vorgeschädigten Ventrikeln durch einen transmuralen Infarkt ist häufiger mit einem Stadium III zu

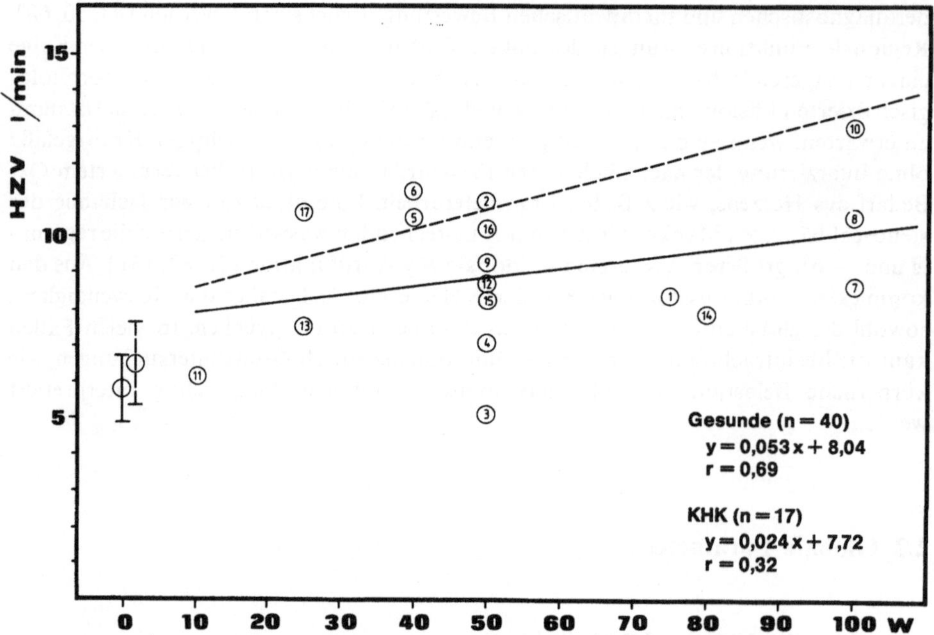

Abb. 1. Verhalten des Herzzeitvolumens (*HZV*) in Beziehung zur Ergometerbelastung (in Watt) bei 17 Patienten (numeriert: 1—17) mit KHK (——) im Vergleich zu Gesunden (– – –)

rechnen [119]. Damit ist eine HZV-Verminderung von der Größe des in die ischämische Dysfunktion einbezogenen Myokardareals bzw. der Größe der Narbe sowie dem Zustand des Restmyokards abhängig [117].

Trotz ausgeprägten Ischämiezeichen kann jedoch ein Teil der Koronarpatienten das HZV leistungsadäquat steigern. Diese Steigerung ist bei vielen Patienten nur über eine Aktivierung von Kompensationsmechanismen möglich, um eine ausreichende Pumpleistung zu gewährleisten [86, 116]. Hierbei dürfte der Frank-Starling-Mechanismus eine Rolle spielen, worauf die Zunahme des Füllungsdrucks hinweist (s. 2.2.2). Die alleinige Betrachtung des Füllungsdrucks als Preloadindikator ist jedoch bei Herzkrankheiten mit Änderung der diastolischen Druckvolumenbeziehung problematisch [46]. Gerade bei der koronaren Herzkrankheit kann es zu unterschiedlich ausgeprägten Steifigkeitszunahmen des linksventrikulären Myokards kommen, die zu einer überproportional starken Füllungsdruckerhöhung bei nur geringer Erhöhung des Füllungsvolumens führen können (s. 2.2.4). Die Kompensationsmöglichkeiten durch den Frank-Starling-Mechanismus sind dadurch limitiert; die von den meisten Untersuchern gefundene EDV-Zunahme während Belastung dürfte jedoch für eine Mitbeteiligung dieses Kompensationsmechanismus sprechen [61, 117, 131]. Neben dem Frank-Starling-Mechanismus kommt eine kompensatorisch erhöhte Kontraktionsamplitude in normal perfundierten Segmenten auch über einen gesteigerten Sympathikusantrieb zustande [86, 117] und trägt so zu einer HZV-Zunahme bei.

2.2.2 Füllungsdruck des linken Ventrikels

Bei Kreislaufgesunden kommt es während körperlicher Belastung im Liegen über eine Zunahme des Sympathikusantriebs zu einer Steigerung der HF und der Kontraktilität, einer Abnahme des peripheren Widerstands und zugleich einer Zunahme des venösen Rückstroms. Diese Mechanismen führen zu einem Anstieg von HZV und SV, ohne wesentliche Änderung des Füllungsdrucks und -volumens [32, 131].

Bei Koronarkranken reagiert das Myokard während belastungsinduzierter Ischämie mit einer Abnahme der Compliance und der Kontraktilität, was mit einem Anstieg des LVFP einhergeht [28, 100, 154]. Darüber hinaus dürfte auch eine ischämiebedingte Reduktion der Relaxationsgeschwindigkeit mit zur Erhöhung des diastolischen linksventrikulären Drucks beitragen [124]. Konsekutiv führt der erhöhte Füllungsdruck der linken Kammer zu einem Anstieg des Pulmonalkapillar- und des Pulmonalarteriendrucks. In eigenen Untersuchungen war ein pathologischer Füllungsdruckanstieg bei 82% der Patienten mit Koronarinsuffizienz nachweisbar [89]. Dieser Druckanstieg ist nicht nur eine Folge der Myokardischämie, sondern er bewirkt seinerseits über eine Umverteilung des Blutes aus den Innenschicht- in die Außenschichtareale des Myokards eine zusätzliche Verschlechterung der Substratversorgung der unterperfundierten Wandabschnitte im Sinne eines Circulus vitiosus [6]. Diese Einflüsse mechanischer Faktoren auf das koronare Gefäßbett und seine funktionelle Reserve sind als sog. extravasale Komponente des Koronarwiderstands bekannt [158]. Die Beeinträchtigung der Perfusion durch extravasale Faktoren innerhalb der Myokardwand ist unterschiedlich stark, wobei die subendokardiale Durchblutung am deutlichsten betroffen ist [6]. Diese bereits physiologischerweise vorhandene Benachteiligung der subendokardialen Durchblutung wird klinisch manifest, wenn eine eingeschränkte O_2-Versorgung durch eine stenosierende Koronarsklerose vorliegt. Die Einschränkung der Koronarreserve in den subendokardialen Wandschichten ist quantitativ mit der intraventrikulären Druckbelastung korreliert, was tierexperimentell nachgewiesen werden konnte [158]. Die Bedeutung dieser Befunde ergibt sich aus der Tatsache, daß im ischämischen Herzmuskel bereits eine maximale Dilatation der koronaren Widerstandsgefäße vorliegt [6]. Die Höhe der noch wirksamen Koronarperfusion wird in dieser Situation ganz entscheidend von der extravasalen Widerstandskomponente bestimmt.

Das Ausmaß der hämodynamischen Funktionsbeeinträchtigung ist abhängig von der Ausdehnung des ischämischen Bezirks [117]: Mit zunehmender Größe des asynergen Myokardareals verschlechtert sich die Hämodynamik v.a. während körperlicher Belastung. Die Erhöhung des LVFP dürfte, wie erwähnt, z.T. als Ausdruck einer verstärkten Vordehnung zu bewerten sein. Dieser Kompensationsmechanismus — zusammen mit der Erhöhung der Sympathikusaktivität — führt zu einer verstärkten Kontraktion des gesunden Restmyokards und verhindert auf diese Weise einen stärkeren SV-Abfall. Erst bei Funktionsstörungen von großen Arealen des linken Ventrikels reichen die verfügbaren Kompensationsmechanismen nicht aus, und es kommt trotz verstärkter Füllung des linken Ventrikels zu einer inadäquaten HZV-Zunahme.

Die Ergebnisse einiger Untersuchungen zeigen jedoch, daß im Einzelfall auch schwerste Koronarstenosen keine wesentlichen Alterationen der Nettohämodynamik verursachen müssen: Einige Patienten weisen — u.U. trotz schwerer Angina pectoris und

ischämischen EKG-Veränderungen — eine adäquate HZV-Steigerung während Belastung und normale Pulmonalarterien- und Pulmonalkapillardrücke auf. Auf diese relativ kleine Gruppe unter den Patienten mit typischer, belastungsinduzierter Angina pectoris hatten wir bereits in früheren Untersuchungen hingewiesen [91, 93], ohne eine plausible Erklärung für die „normale Hämodynamik" geben zu können. Bemerkenswerterweise sprechen diese Patienten auf eine Volumenentlastung des Herzens mit Nitraten oder Furosemid [93] in gleicher Weise günstig an wie Patienten mit erhöhten linksventrikulären Füllungsdrücken. Von 198 Patienten, die vor und nach aortokoronarer Bypassoperation hämodynamisch untersucht wurden, wiesen präoperativ immerhin 10,1% eine normale Hämodynamik in Ruhe und während Belastung auf [119].
Die in eigenen Untersuchungen durchgeführte Simultanbestimmung von Füllungsdruck und EDV gestattet eine nähere Analyse dieser Patientengruppe (s. 2.2.4).

2.2.3 Enddiastolisches Volumen des linken Ventrikels

Über das Verhalten des linksventrikulären EDV während Belastung gibt es in der Literatur diskrepante Mitteilungen: Bei Gesunden wurden sowohl Abnahmen des EDV [131] während Ergometerbelastung im Liegen, keine Änderungen [58], als auch geringe Zunahmen [140] mitgeteilt. Bei Patienten mit KHK beschrieben die meisten Untersucher eine EDV-Zunahme während Belastung im Liegen [84, 117, 131], jedoch fanden einige Autoren keine Änderung dieser Größe — unabhängig von der Schwere der Belastung oder dem Auftreten von Ischämiezeichen [22, 128]. Bei Ergometerbelastung im Sitzen kam es zu einer Zunahme des linksventrikulären EDV sowohl bei Kreislaufgesunden als auch bei Patienten mit KHK; allerdings war die Volumenzunahme bei Koronarpatienten wesentlich stärker ausgeprägt [151].
In eigenen Untersuchungen nahm das durchschnittliche EDV des linken Ventrikels bei Koronarpatienten im Liegen von 161 ml in Ruhe auf 190 ml während Belastung signifikant zu. Die höchsten Volumina wiesen erwartungsgemäß Patienten auf, bei denen angiographisch eine schwere linksventrikuläre Schädigung, meist nach abgelaufenem Myokardinfarkt, nachgewiesen wurde. Die EDV-Zunahme bei Belastung war unabhängig vom Ausgangswert und korrelierte auch nicht mit der Schwere der Koronarerkrankung oder den Ischämiezeichen.

Die wiederholte Bestimmung des EDV des linken Ventrikels mit angiographischen Methoden ist durch die Kontrastmittelmenge limitiert. Die Kenntnis des SV (bestimmt nach der Thermodilutionsmethode) und der simultan bestimmten linksventrikulären Auswurffraktion (Radionuklidventrikulographie) ermöglicht die Berechnung des EDV des linken Ventrikels nach der Beziehung:

$$\text{Auswurffraktion (EF)} = \frac{\text{Schlagvolumen (SV)}}{\text{enddiastolischen Volumen (EDV)}}$$

oder:
$$\boxed{\text{EDV} = \frac{\text{SV}}{\text{EF}}}$$

Nach dieser Beziehung wurden in eigenen Untersuchungen sequentielle Bestimmungen des linksventrikulären EDV unter verschiedenen Bedingungen durchgeführt. Da die Bestimmung beider Größen simultan erfolgte und die Zahl der in die Bestimmung eingehenden Herzzyklen zumindest größenordnungsmäßig vergleichbar war, dürfte dieses Vorgehen gerechtfertigt sein. Änderungen der Pumpfunktion des linken Ventrikels von Schlag zu Schlag, respiratorische Schwankungen des Füllungszustands und damit der Vordehnung sowie physiologische Änderungen der Ventrikeldynamik unter den gegebenen Versuchsbedingungen dürften sich damit über die Bestimmung einer „repräsentativen" Herzaktion gegenseitig aufheben oder aber für beide Methoden in gleicher Weise wirksam werden. Dies ist von besonderer Bedeutung für die linksventrikuläre Funktion bei belastungsinduzierter Myokardischämie, bei der echte Steady-state-Bedingungen auch unter konstanter Belastung und relativ stabiler Herzfrequenz kaum erreichbar sind. Änderungen der Ventrikelfunktion während der Datenerfassung bzw. der Indikatorverdünnung sind daher sehr wahrscheinlich, die Schwankungen werden jedoch während der Untersuchungsperiode integriert und gehen im selben Maße in die „Gated-blood-pool"-Bestimmung wie in den Mittelwert der HZV-Bestimmung ein, so daß eine repräsentative Herzaktion das durchschnittliche Verhalten während der betreffenden Periode beschreibt. Dies gilt für die gewonnenen Volumengrößen HZV, SV, EF und für die abgeleitete Größe des EDV. Die angewandte Beziehung zwischen SV und EF ist nur dann gültig, wenn keine Regurgitation der Mitral- oder Aortenklappe vorliegt. Dies konnte in Ruhe klinisch und/oder angiographisch ausgeschlossen werden. Beim Vergleich des angiographisch bestimmten EDV mit dem errechneten EDV ergab sich eine weitgehende Übereinstimmung der Mittelwerte und eine nur minimal von der Identitätslinie abweichende Regressionsgerade.

Die Zunahme des linksventrikulären EDV dürfte, ebenso wie die des LVFP [117], Ausdruck einer verstärkten Vordehnung sein, d. h. einer Aktivierung des Frank-Starling-Mechanismus. Dadurch vermag das normal perfundierte (nichtischämische) Restmyokard einen drohenden Abfall der Pumpleistung des linken Ventrikels zumindest teilweise zu kompensieren. Patienten mit elektrokardiographisch und ventrikulographisch ausgedehnten Narben haben in der Regel bereits in Ruhe deutlich vergrößerte enddiastolische Volumina von über 200 ml [89]. Dies ist vereinbar mit anderen Angaben aus der Literatur, nach denen von einer bestimmten Narbengröße ab, die bei etwa 30% der Zirkumferenz des linken Ventrikels angesetzt werden kann, mit einer EDV-Vergrößerung gerechnet werden muß [117].

2.2.4 Enddiastolische Druck-Volumen-Beziehung

Die Erhöhung des LVFP bei Angina pectoris ist sowohl auf eine Beeinträchtigung der systolischen Ventrikelfunktion, als auch auf Änderungen der diastolischen Eigenschaften des Myokards zurückzuführen [28, 83]. Die gestörte Ventrikelfunktion und die damit verbundene EDV-Zunahme geht natürlich mit einer Zunahme des enddiastolischen Drucks einher. Zahlreiche Untersuchungen haben jedoch gezeigt, daß der linksventrikuläre Druck während der diastolischen Füllung für jedes gegebene Volumen beim ischämischen Ventrikel höher ist als ohne Ischämie [39, 83]. Dieser Befund ist ein klarer Beweis für Änderungen der diastolischen Dehnbarkeit des ischämischen Myokards. Obwohl Druck-Volumen-Bestimmungen, die nur zum Zeitpunkt der Enddiastole gewonnen wurden, nicht die wahre Größe der Compliance während der gesamten Diastole beschreiben können, dürfen sie als Index zur Charakterisierung der diastolischen Funktion des linken Ventrikels verwendet werden [78]. Abbildung 2 zeigt für 17 Koronarpatienten das individuelle Verhalten des Füllungsdrucks und Füllungsvolumens: In der Regel geht die Myokardischämie mit einem mäßigen EDV-Anstieg einher, während der Füllungsdruck steil ansteigt. Der Füllungsdruckanstieg wurde wiederholt beschrieben und kann teils Ausdruck einer vermehrten Steifigkeit (reduzierte Compliance), teils Folge der kontraktilen Insuffizienz des ischämischen Myokards sein [22, 28, 83,

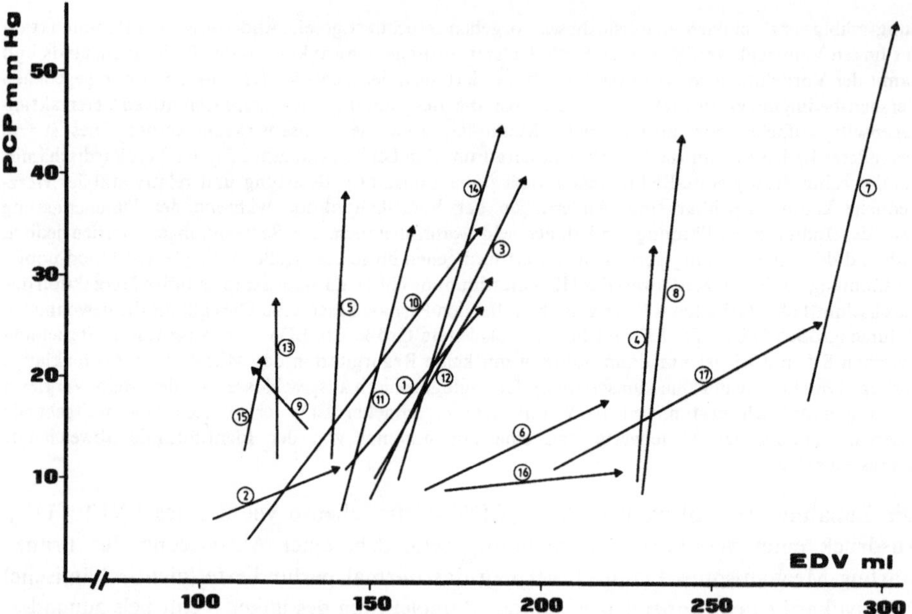

Abb. 2. Beziehung zwischen Füllungsvolumen (*EDV*) und Füllungsdruck (*PCP*) bei 17 Patienten mit KHK. Die jeweiligen Ruhe- und Belastungswerte sind für alle Patienten miteinander verbunden. Während Belastung: steiler Anstieg des PCP bei nur mäßiger Zunahme des EDV bei den meisten Patienten

129, 154]. Bei 4 von 17 Patienten verläuft die enddiastolische Druck-Volumen-Beziehung aber ausgesprochen flach: eine z. T. ausgeprägte EDV-Erhöhung während Belastung geht nicht mit der erwarteten Zunahme des Füllungsdrucks einher.

Bei diesen Patienten steht somit die Ventrikeldilatation als Folge der Ischämie ganz im Vordergrund gegenüber Änderungen der Compliance.

Obwohl die Zunahme des LVFP bei Angina pectoris ein seit langem bekanntes Phänomen darstellt [88], ist die pathophysiologische Bedeutung dieser Meßgröße keineswegs völlig geklärt. Einerseits konnte in zahlreichen Untersuchungen gezeigt werden, daß der LVFP auch dann pathologisch ansteigen kann, wenn keine Angina-pectoris-Symptomatik auftritt. Besonders der Arbeitskreis um Lichtlen [73], Roskamm et al. [118] sowie Sharma et al. [131] haben auf dieses Verhalten hingewiesen und wiederholt beobachten können, daß der LVFP während Belastungsuntersuchungen bei Koronarpatienten pathologische Werte annehmen kann, noch bevor subjektive Beschwerden auftreten. In eigenen Untersuchungen wurde diese zeitliche Dissoziation zwischen Füllungsdruckerhöhung und Angina-pectoris-Symptomatik unter Ergometerbelastung von Patienten mit schwerer KHK bestätigt [93]. Andererseits konnte beobachtet werden, daß in Einzelfällen auch bei Patienten mit schwerer Angina pectoris und angiographisch nachgewiesener Koronararteriosklerose der Anstieg des LVFP bzw. PCP ausbleiben kann [101, 118, 119]. Auch in eigenen Untersuchungen [89, 91, 93] konnten wiederholt Patienten mit z. T. schweren Ischämiezeichen (Angina pectoris und/oder ST-Streckensenkung) ohne pathologische PCP-Erhöhung identifiziert werden. Nach klinischen und koronarangiographischen Kriterien wiesen diese Personen keine Besonderheiten im Vergleich zu den übrigen Patienten auf. Die Möglichkeit, daß der PCP nicht das Verhalten des LVFP widerspiegelt, kann nicht ganz ausgeschlossen werden. Besonders bei Postinfarktpatienten ist oft eine Diskrepanz zwischen LVFP und PCP nachweisbar, da letzterer die Höhe der a-Welle („atrial kick") der linksventrikulären Druckkurve nicht ausreichend wiedergibt [112]. Gegen diese Annahme sprechen Erfahrungen mit Angina-pectoris-Patienten ohne Myokardinfarkt, bei denen PCP-Erhöhungen ebenfalls ausbleiben können [91, 93, 118, 119]. Offenbar ist die diastolische Druck-Volumen-Relation während Myokardischämie in unterschiedlichem Ausmaß gestört: Das Spektrum der Veränderungen reicht von steilen Füllungsdruckanstiegen ohne jede Volumenänderung bis zu deutlichen enddiastolischen Volumenvergrößerungen mit nur geringen Druckänderungen. Der Nachweis einer ischämiebedingten Ventrikeldilatation (bei normalen Füllungsdrücken und Auswurfvolumina) macht verständlich, warum auch diese Patienten günstig auf Maßnahmen reagieren, die den linken Ventrikel entlasten. Dies würde erklären, daß die Wirksamkeit einer Volumen-entlastung des linken Ventrikels als antianginöses Prinzip nicht an das Vorhandensein eines erhöhten Füllungsdrucks gebunden ist; auch Patienten mit normalem Füllungs-druck während des Angina-pectoris-Anfalls reagieren daher günstig auf die Gabe von Nitraten. Diese an einzelnen Patienten gemachte Beobachtung wird später bei der Besprechung der pharmakologischen Effekte der Nitrate ausführlich diskutiert.

Obwohl in der klinischen Praxis der LVFP bzw. PCP häufig als Parameter für die linksventrikuläre Funktion gebraucht wird, ist seine Größe daher — ohne Kenntnis von Volumina und systolischen Funktionsgrößen — nur von beschränktem Wert. Hierfür sprechen auch die Ergebnisse von Chatterjee et al. [25], die keine Korrelation zwischen der Höhe des linksventrikulären enddiastolischen Drucks und dem Operationserfolg nach aortokoronarer Bypassoperation fanden. Daher muß der LVFP — zumindest bei KHK — als Parameter für den Preload vorsichtig interpretiert werden. Entsprechendes gilt für die Erstellung von Funktionskurven des linken Ventrikels, da sich der Frank-Starling-Mechanismus auf die diastolische Muskelfaservordehnung und nicht auf den diastolischen Druck bezieht [78, 131]. Die schlechte Korrelation zwischen dem Verhalten des Füllungsdrucks und des Füllungsvolumens geht auch aus den Arbeiten hervor, bei denen kontrastmittelventrikulographische Untersuchungen bei Koronarpa-tienten in Ruhe und während Belastung durchgeführt wurden. So fanden Sharma et al. [131] sowie Roskamm et al. [117] eine deutliche EDV-Zunahme v. a. bei Patienten, die unter Belastung eine Angina pectoris entwickelten. Bei symptomfreien Patienten blieb die Volumenzunahme — trotz LVFP-Anstiegs — meist aus [131]. Dagegen konnten Bussmann et al. [22] sowohl bei Patienten mit fehlenden oder leichten Beschwerden als auch solchen mit schwerer Angina pectoris, während Belastung keine signifikante EDV-Zunahme des linken Ventrikels nachweisen, obwohl der LVFP besonders bei den Patienten mit Symptomen deutlich zunahm. Ebenso fanden Sigwart et al. [135] weder bei Herzgesunden noch bei Patienten mit KHK eine EDV-Zunahme unter Ergometer-belastung im Liegen. In der erwähnten Studie von Sharma et al. [131] fand sich bei Angina-pectoris-Patienten ein durchschnittlicher LVFP-Anstieg von 13,1 mm Hg in Ruhe auf 34 mm Hg bei Belastung, während das enddiastolische Volumen von 97 ml/m^2 auf 139 ml/m^2 Körperoberfläche zunahm. Diese zuletzt zitierten Ergebnisse entsprechen größenordnungsmäßig den von unserem Arbeitskreis erhobenen Befunden [89].

Durch technisch aufwendige simultane Registrierungen von Drücken und Volumina während eines ganzen Herzzyklus bzw. während der gesamten diastolischen Füllung lassen sich Druckvolumendiagramme bzw. -schleifen konstruieren. Bei Myokardischämie kommt es gegenüber dem Normalzustand zu einer Verlagerung der Kurven nach rechts und oben [39, 83]. Da die diastolische Druck-Volumen-Beziehung einer Exponentialfunktion folgt, erhält man nach Umformung in eine logarithmische Druck-Volumen-Beziehung eine Gerade, die durch ihre Steilheit und den Schnittpunkt mit der Ordinate definiert ist [44]. Gegenüber solchen, auf Bild-zu-Bild-Analysen beruhenden Untersuchungen stellt die ausschließliche Berücksichtigung des Füllungsdrucks und Füllungsvolumens nur einen relativen Index für Änderungen der Compliance dar. Aus den Literaturangaben und eigenen Untersuchungen kann dennoch der Schluß gezogen werden, daß bei der belastungsinduzierten Angina pectoris die Relation zwischen LVFP und EDV in weiten Grenzen schwanken kann und daß im Einzelfall sowohl eine Ventrikeldilatation als auch Compliancereduktion ganz im Vordergrund stehen kann.

Zur Klärung der Ursache für die stark variierenden Befunde müssen die zahlreichen Faktoren berücksichtigt werden, die das diastolische Verhalten des linken Ventrikels beeinflussen. Änderungen der passiven elastischen Eigenschaften des Myokards [4], Tonusänderungen durch verzögerte Kontraktion oder inkomplette Relaxation [83, 153] und extrakardiale Faktoren, wie intrathorakale Druckänderungen [3], können ebenso zu diastolischen Funktionsänderungen führen wie Einflüsse des rechten Herzens und des Perikards [78, 120]. Untersuchungen von Ludbrook et al. [78] machen die Annahme wahrscheinlich, daß Interaktionen mit der rechtsventrikulären Funktion die diastolische Druck-Volumen-Beziehung beeinflussen: Über eine Zunahme von rechtsventrikulärem Druck und Volumen während Belastung wäre eine gewisse Perikardkonstriktion vorstellbar, die zu einer Erhöhung des diastolischen linksventrikulären Drucks für ein gegebenes diastolisches Volumen beitragen könnte. Bei der Bewertung von diastolischen Eigenschaften des linken Ventrikels müssen Koronarkranke ohne Infarkt von solchen mit Vorschädigung durch Myokardnarben unterschieden werden. Veränderungen der Compliance bei Vorliegen einer großen Narbe müssen nicht zwangsläufig aus eine Ischämie zurückzuführen sein. Die Compliance des Gesamtventrikels resultiert in diesem Fall aus der Dehnbarkeit des Narbenareals einerseits und noch vitalem Myokard andererseits. Da die oben genannten Faktoren in unterschiedlichem Maße — und möglicherweise z. T. gegensinnig — wirksam werden können, ist ein gleichförmiges Verhalten der diastolischen Druck-Volumen-Beziehung wohl kaum zu erwarten.

Radionuklidventrikulographische Untersuchungen der diastolischen Volumenänderungen in Ruhe und unter Belastung haben in jüngster Zeit vielversprechende Ergebnisse bei KHK-Patienten erbracht [111], jedoch dürfte v. a. die regionale Analyse der diastolischen Funktion zusätzliche Informationen über ischämiebedingte Störungen während der Relaxation erwarten lassen.

2.2.5 Beziehung zwischen Pumpgrößen und Vordehnung des linken Ventrikels

Weitere Aussagen über die Ventrikelfunktion ergeben sich aus der korrelativen Darstellung von Pumpgrößen des linken Ventrikels und seiner Vordehnung. Abbildung 3 beschreibt die Beziehung zwischen EDV bzw. LVFP und SV in Ruhe und während Belastung bei 17 Patienten mit KHK. Damit kann eine funktionelle Klassifizierung der Ruhe- und Belastungshämodynamik erfolgen, wie sie von Roskamm et al. [116] vorgeschlagen wurde. Eine abnorme Hämodynamik bei Belastung (Stadium I) ist nach

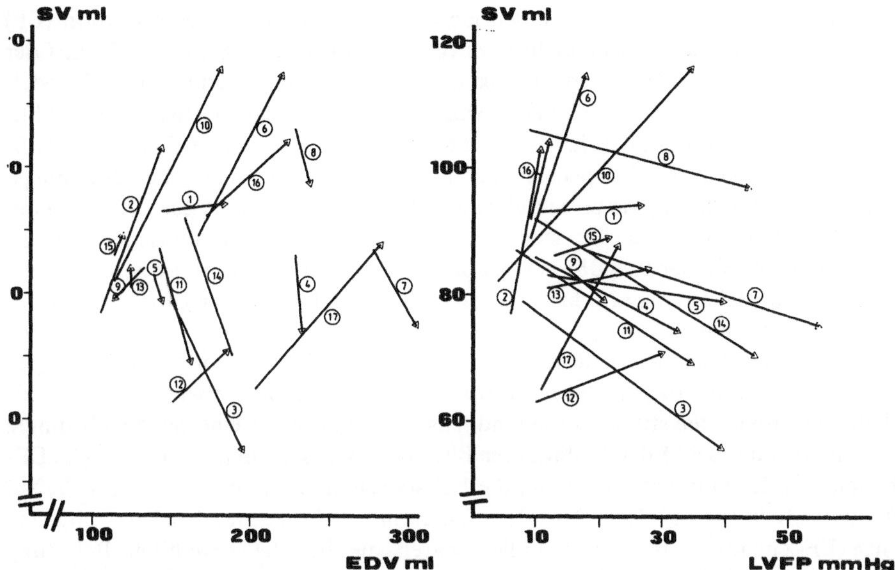

Abb. 3. Einzelwerte für die Beziehung zwischen enddiastolischem Volumen (*EDV*) bzw. linksventrikulärem Füllungsdruck (*LVFP*) und Schlagvolumen (*SV*) in Ruhe und während Belastung. — Stark unterschiedliches SV-Verhalten unter Belastung

dieser Einteilung bei Koronarpatienten wesentlich häufiger als eine abnorme Ruhehämodynamik (Stadium II), dagegen ist eine Belastungsherzinsuffizienz, also eine inadäquate HZV-Zunahme (Stadium III), v. a. bei Patienten mit schweren angiographischen Veränderungen nachweisbar. Aus Abb. 3 geht hervor, daß bei zunehmender Vordehnung des linken Ventrikels (Zunahme von EDV und LVFP) das SV während belastungsinduzierter Ischämie sowohl zunehmen als auch abnehmen kann. Auch wenn i. allg. bei schwerer Ischämiereaktion mit einer SV-Abnahme zu rechnen ist, so schließt eine SV-Zunahme eine ischämische Funktionsstörung keineswegs aus. Der ischämische Ventrikel kompensiert den drohenden SV-Abfall bzw. die HZV-Minderung über eine vermehrte Vordehnung, die sich als Zunahme des EDV messen läßt und die — je nach Steifigkeitsänderungen des Myokards — zu einer unterschiedlich starken Erhöhung des LVFP führen kann. Diese Kompensationsmöglichkeiten scheinen jedoch bei einem Teil der Patienten bereits erschöpft zu sein: Bei vorgeschädigtem Ventrikel mit bereits in Ruhe stark erhöhten enddiastolischen Volumina (über 220 ml) kann das SV trotz weiterer EDV-Zunahme nicht mehr gesteigert werden [82]. Auch ein exzessiver LVFP-Anstieg (PCP > 35 mm Hg) bei Belastung geht meist mit einem SV-Abfall einher.

2.2.6 Die linksventrikuläre Auswurffraktion

Die Einführung der Radionuklidventrikulographie in die klinische Routinediagnostik [1, 2, 40, 99] und insbesondere die Anwendung dieser Methode unter körperlicher Belastung [10, 15, 23, 42, 127, 141] hat die Diskussion über Spezifität und Sensitivität der nichtinvasiven Methoden erneut belebt. Die zum ersten Male von Borer et al. [15]

als charakteristisch für die KHK beschriebene Abnahme der Auswurffraktion (EF) während Belastung hat viel zur nichtinvasiven Diagnostik und zum Verständnis der Funktion des ischämischen linken Ventrikels beigetragen. Ausgehend von der Vorstellung, daß ein Mißverhältnis zwischen O_2-Angebot und O_2-Bedarf zu einer Beeinträchtigung der Myokardfunktion führt, noch bevor andere Ischämiezeichen wie EKG-Veränderungen oder Angina-pectoris-Schmerzen auftreten, stellt die Belastungs-radionuklidventrikulographie potentiell eine empfindliche Methode zur Erfassung der Myokardischämie dar. Da die stenosierende Koronarsklerose typischerweise zu regionalen Störungen der Wandbewegung des linken Ventrikels führt, ist besonders die Möglichkeit der gleichzeitigen Erfassung von globalen und regionalen Motilitätsstörungen von Bedeutung (s. 2.3).

Von allen globalen Parametern der linksventrikulären Funktion, die in Untersuchungen an 17 Patienten mit dokumentierter KHK gewonnen wurden, erwies sich das EF-Verhalten während Belastung als empfindlichster Indikator für eine ischämiebedingte Funktionsstörung: bei 15 der 17 Patienten blieb die für das normale Herz typische EF-Zunahme aus. Im Durchschnitt nahm die EF hochsignifikant von 55,5% in Ruhe auf 48,9% unter Belastung ab [89]. Nur 2 Patienten mit KHK zeigten bei Belastung eine geringe EF-Zunahme; in beiden Fällen waren die bei der gewählten Belastung auftretenden ischämischen EKG-Veränderungen bzw. subjektiven Symptome nur gering ausgeprägt. Den stärksten EF-Abfall während Belastung zeigten Patienten mit einer Stenose des Hauptstammes der linken Kranzarterie oder solche mit einer schweren Dreigefäßerkrankung bei noch normaler Ventrikelfunktion in Ruhe (Abb. 4).

Borer et al. [15] berichteten über 11 Patienten mit angiographisch dokumentierter KHK und normaler linksventrikulärer Ruhefunktion, bei denen während Belastung in

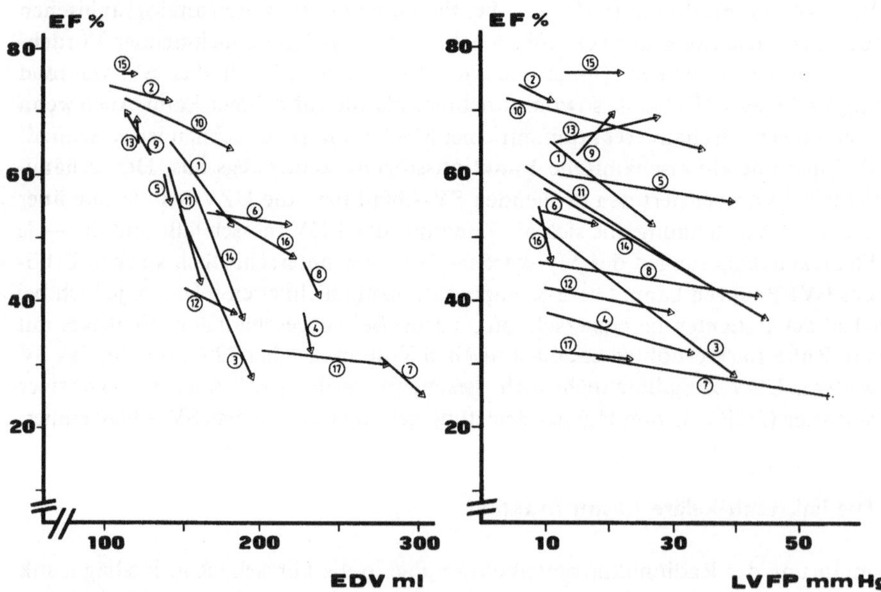

Abb. 4. Verhalten der Auswurffraktion (*EF*) in Ruhe und während Belastung in Relation zur Vordehnung des linken Ventrikels bei 17 Patienten mit KHK. — Bei Zunahme der Vordehnung nimmt die EF bei fast allen Patienten unter Belastung ab

10 Fällen eine EF-Reduktion nachweisbar war (um 7—47% des Ausgangswerts), während bei dem gesunden Kontrollkollektiv die EF um 7—30% des Ausgangswerts zunahm. In einer späteren Arbeit an einem größeren Patientenkollektiv [17] wurde eine EF-Abnahme von durchschnittlich 48% auf 36% mitgeteilt, wobei bei 42 der 47 untersuchten Koronarpatienten eine Abnahme auftrat, auch bei Patienten ohne Angina pectoris. Berger et al. [10] berichteten über ein abnormes EF-Verhalten während Belastung bei 44 von 60 Koronarpatienten. Diejenigen 30 dieser Patienten mit Ischämiezeichen (ST-Streckensenkung) zeigten alle ein abnormes EF-Verhalten mit Abfall dieser Größe oder keiner Änderung unter Belastung. Die anderen Koronarpatienten ohne elektrokardiographische Ischämiezeichen verhielten sich unterschiedlich, mit teils pathologischem, teils normalem EF-Verhalten bei Belastung. Sauer et al. [127, 128] beschrieben ebenfalls eine signifikante EF-Abnahme während Belastung von 64% auf 44% bei 61 Patienten mit KHK, wobei die Abnahme v. a. bei Patienten mit Angina pectoris deutlich war; auch in dieser Untersuchung kam es beim gesunden Vergleichskollektiv zu einem deutlichen EF-Anstieg unter Belastung. Zu ähnlichen Ergebnissen kamen Caldwell et al. [23]. Jengo et al. [63], die ebenfalls die Bedeutung der Belastungsradionuklidventrikulographie für die nichtinvasive KHK-Diagnostik untersuchten, errechneten eine Sensitivität der Methode von 98% und eine Spezifität von 100%, wobei neben der EF auch Parameter der regionalen Wandbewegung berücksichtigt wurden. Weniger eindrucksvolle Ergebnisse wurden von anderen Autoren mitgeteilt: Frischknecht et al. [42] untersuchten 31 Patienten mit KHK mit Hilfe der Nuklidventrikulographie in Ruhe und während Belastung. 17 dieser Patienten, die eine ST-Streckensenkung bei Belastung zeigten, konnten entweder ihre EF nicht steigern, oder diese Größe nahm ab. 14 Patienten ohne ST-Streckensenkung verhielten sich uneinheitlich und wiesen z. T. eine weitgehend normale EF-Zunahme bei Belastung auf. Der Zusammenhang zwischen dem Auftreten von elektrokardiographischen Ischämiezeichen und dem EF-Verhalten unter Belastung wurde von Upton et al. [151] analysiert: Während einer ersten Belastungsperiode ohne ST-Veränderungen nahm bei 19 von 28 Patienten die EF nicht zu oder fiel ab. Während der zweiten Belastungsperiode mit eindeutigen ST-Senkungen nahm bei allen 28 Patienten die EF ab. Aus diesen Untersuchungen wurde von den Autoren geschlossen, daß eine abnorme linksventrikuläre Funktion in manchen Fällen bereits dann nachweisbar ist, wenn noch kein positives Belastungs-EKG vorliegt. Die als charakteristisch für die KHK beschriebene EF-Abnahme während Belastung kann jedoch auch bei schweren Kranzgefäßveränderungen ausbleiben, denn abgelaufene Myokardinfarkte müssen nicht zwangsläufig mit einer Ischämie des Restmyokards einhergehen. Port et al. [105] konnten zeigen, daß bei KHK-Patienten (mit und ohne Ischämiezeichen) eine Beziehung zwischen der linksventrikulären Ruhefunktion und dem Verhalten der EF unter Belastung (ausgedrückt als Differenz zwischen Ruhe- und Belastungswert $\triangle$ EF) besteht: Patienten mit normaler oder nur wenig beeinträchtigter Ruhefunktion zeigten die deutlichsten EF-Abnahmen unter Belastung, während bei Patienten mit stark reduzierter Ruhe-EF meist nur geringe Änderungen bei Belastung auftraten. Untersuchungen aus unserem Arbeitskreis haben ergeben, daß Koronarpatienten mit Ischämiezeichen (ST-Senkung und/oder Angina) eine signifikante EF-Abnahme während Belastung zeigen. Patienten mit abgelaufenem Herzinfarkt ohne Ischämiezeichen haben bereits in Ruhe eine z. T. deutlich reduzierte EF, die jedoch unter Ergometerbelastung nicht weiter abnimmt [141]. Diese Ergebnisse stimmen weitgehend mit denen überein, die auf invasivem Wege (Kontrastmittelventri-

kulographie) bei Koronarpatienten in Ruhe und während Belastung gewonnen wurden [22, 117, 131, 135].

Damit dürfte das Ausmaß der ischämiebedingten Funktionsverschlechterung bei Belastung auch von der Masse des noch vitalen, potentiell ischämischen Restmyokards abhängen. Mit zunehmender Größe des Narbenbezirks bzw. fibrotisch verändertem Myokard nimmt nicht nur der Anteil an normal kontraktilem Muskelgewebe ab, sondern auch der Anteil an ischämieanfälligem Myokard. Bei diesen Patienten mit hochgradiger Vorschädigung der Ventrikel kann daher die belastungsinduzierte Ischämie nur zu einem begrenzten weiteren EF-Abfall führen. Abbildung 4 zeigt das EF-Verhalten in Abhängigkeit vom Füllungsdruck und Füllungsvolumen in Ruhe und während Belastung. Unter Zunahme des EDV und des Füllungsdrucks nimmt die EF während des Belastungsversuchs bei 14 Patienten ab und ändert sich bei einem Patienten nicht. Lediglich bei 2 Patienten nimmt die EF ohne wesentliche Änderung des EDV leicht zu; beide Patienten zeigen jedoch pathologisch erhöhte Füllungsdrücke. Im allgemeinen sind EF-Abnahme sowie EDV- und LVFP-Zunahme um so stärker ausgeprägt, je deutlicher die Ischämiezeichen bei Belastung und je schwerer die angiographischen Kranzgefäßveränderungen sind. Ausnahmen hiervon sind jedoch nicht selten und können — bei isolierter Betrachtung nur eines Parameters — zu Fehlschlüssen führen.

Trägt man den Belastungswert der EF gegen den simultan gemessenen PCP auf, so ergibt sich eine inverse Beziehung zwischen diesen beiden Größen der Ventrikelfunktion (Abb. 5). Die Beziehung ist mit einem Korrelationskoeffizienten von r = −0,56 nicht eng,

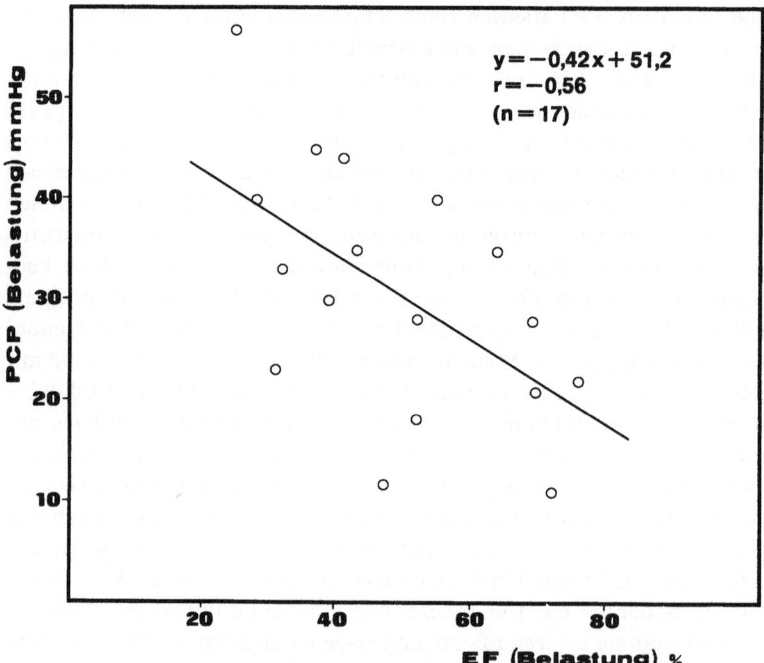

Abb. 5. Beziehung zwischen Auswurffraktion (*EF*) und Pulmonalkapillardruck (*PCP*) während körperlicher Belastung bei 17 Patienten mit KHK. — Es besteht eine inverse Beziehung zwischen diesen beiden simultan gemessenen Größen der Ventrikelfunktion

da im Einzelfall auch stark verminderte Auswurffraktionen mit normalen oder nur leicht erhöhten Füllungsdrücken einhergehen können, andererseits normale Auswurffraktionen bei erhöhten Füllungsdrücken gefunden wurden. Dieses Verhalten dürfte v. a. daraus resultieren, daß die Compliance des linken Ventrikels durch die passagere Ischämie in unterschiedlichem Ausmaß beeinflußt wird, so daß der Füllungsdruck nur bedingt die Größe des ischämischen Bezirks reflektiert. Setzt man die Größe des Füllungsdrucks in Beziehung zur EF-Änderung bei Belastung ($\triangle$ EF), so wird die Korrelation zwischen diesen beiden Ischämieindikatoren noch schlechter (Abb. 6). Ursächlich dürfte die Miteinbeziehung von bereits vorgeschädigten Herzen eine Rolle spielen: diese haben bereits in Ruhe eine u. U. stark herabgesetzte EF, die auch während der passageren Ischämie des Restmyokards nur in begrenztem Maße weiter abfällt, während der Füllungsdruck hohe Werte erreichen kann. Hingegen besteht eine sehr enge inverse Korrelation zwischen EDV und EF. Mit zunehmenden Ventrikelvolumina wird die EF kleiner. Diese Beziehung ist in Ruhe sehr straff (r = $-0{,}88$, s. Abb. 7) und bleibt auch während Belastung erhalten (r = $-0{,}81$, s. Abb. 8). Die inverse Beziehung wird verständlich, wenn man die Größe des SV näher betrachtet; diese bleibt im Durchschnitt trotz Ischämie relativ konstant (s. 2.2.1). Nur wenige Patienten — in der Regel solche mit schwersten Ischämiereaktionen — zeigen einen stärkeren SV-Abfall unter Belastung. Die Aufrechterhaltung eines normalen oder annähernd normalen SV

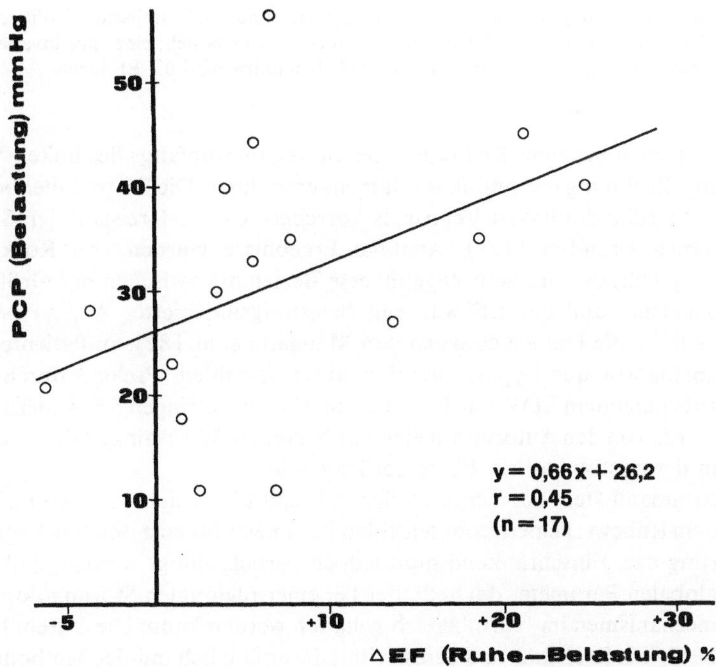

Abb. 6. Beziehung zwischen Änderungen der Auswurffraktion (als Differenz $\triangle$ *EF*) und Pulmonalkapillardruck (*PCP*) während Belastung bei 17 Patienten mit KHK. — Die Korrelation zwischen diesen Parametern der Ventrikelfunktion ist nur schwach. Mit Zunahme von $\triangle$ EF ist mit höheren PCP-Werten zu rechnen

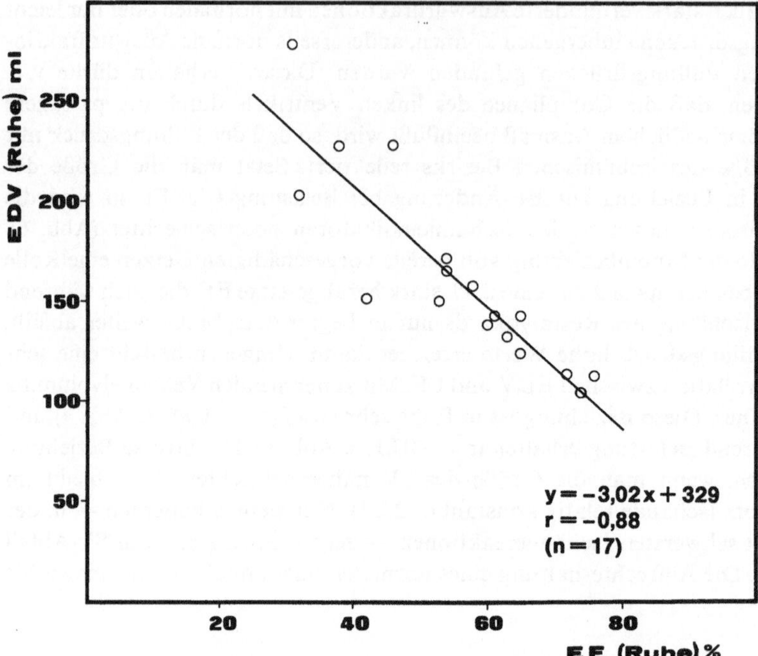

Abb. 7. Beziehung zwischen Auswurffraktion (*EF*) und enddiastolischem Volumen des linken Ventrikels (*EDV*) in Ruhe und bei 17 Patienten mit KHK. — Es besteht eine enge inverse Korrelation zwischen diesen Größen: mit zunehmenden Ventrikelvolumina wird die EF kleiner

ist jedoch bei einer Reduktion des Bewegungsumfangs des linken Ventrikels nur über eine Erhöhung des Füllungsvolumens erreichbar. Die EF ist daher bei der KHK eng mit der Größe des linken Ventrikels korreliert, da der Kreislauf den Sollwert des SV nur wenig verändert [121]. Analoge Ergebnisse wurden von Roskamm et al. [117] mitgeteilt, die eine sehr enge inverse Beziehung zwischen der Größe des akinetischen Segments und der EF während belastungsinduzierter Angina pectoris fanden (r = −0,93). Die Untersuchungen von Mangano et al. [82], an Patienten unmittelbar nach aortokoronarer Bypassoperation unter variablem Preload durchgeführt, zeigen mit zunehmendem EDV eine EF-Abnahme bei nur geringen SV-Änderungen; dieser Befund wurde von den Autoren auf eine nur begrenzte Wirksamkeit des Starling-Mechanismus in der postoperativen Phase zurückgeführt.

Insgesamt stellt der Vergleich der während körperlicher Belastung bestimmten EF mit dem Ruhewert einen recht sensiblen Parameter für eine ischämiebedingte Funktionsstörung dar. Einschränkend muß jedoch berücksichtigt werden, daß auch die EF einen globalen Parameter darstellt, der bei einer regionalen Störung durch Kompensationsmechanismen im Normbereich gehalten werden kann. Die extrem hohen Erwartungen bezüglich Spezifität und Sensitivität, die anfänglich mit der Methode verknüpft wurden [15], konnten allerdings bei kritischer Wertung der Literatur und durch Untersuchungen aus dem eigenen Arbeitskreis [141] nicht erfüllt werden.

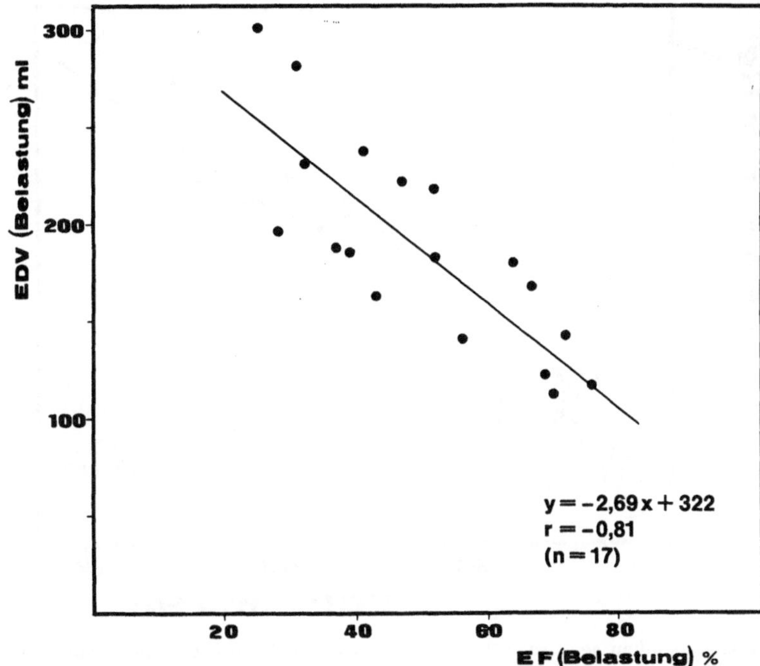

Abb. 8. Beziehung zwischen Auswurffraktion (*EF*) und enddiastolischem Volumen des linken Ventrikels (*EDV*) während Belastung bei 17 Patienten mit KHK. — Es besteht eine enge inverse Korrelation zwischen diesen Größen: Zunahme des EDV bei abnehmender EF

2.2.7 Die rechtsventrikuläre Funktion

Die Höhe des rechtsatrialen Drucks (RAP), der weitgehend dem rechtsventrikulären enddiastolischen Druck entspricht [51], wird u. a. von der Nachbelastung des rechten Ventrikels bestimmt [13]. Änderungen der rechtsventrikulären Nachbelastung (vereinfacht: des Pulmonalarteriendrucks) sind bei der KHK meist konsekutiv durch Erhöhung des linksventrikulären Füllungsdrucks (LVFP) bedingt [13]. Die Füllungsdrücke beider Ventrikel stehen daher in einer gewissen Beziehung zueinander, die sich in einer positiven Korrelation zwischen dem Pulmonalkapillardruck (PCP) und dem RAP (bzw. zentralvenösen Druck) ausdrückt (s. Abb. 9). Ähnliche Befunde konnten auch von anderen Untersuchern bei Koronarpatienten erhoben werden [122].

Die Höhe des RAP bei der KHK wird nicht nur durch das Ausmaß der linksventrikulären Funktionseinschränkung bestimmt, sondern kann ebenso durch Änderungen der Kontraktilität und Dehnbarkeit des rechtsventrikulären Myokards und des Kammerseptums beeinflußt werden [13]. Eine rechtsventrikuläre Funktionsstörung ist nach klinischen und pathologisch-anatomischen Befunden nicht selten die Folge einer Mitinfarzierung des rechten Ventrikels, besonders beim Hinterwandinfarkt [27, 107]. Als charakteristische hämodynamische Befunde beim akuten Hinterwandinfarkt mit rechtsventrikulärer Beteiligung werden eine überproportional starke Erhöhung des RAP gegenüber dem linksventrikulären enddiastolischen Druck (LVFP) bzw. Pulmo-

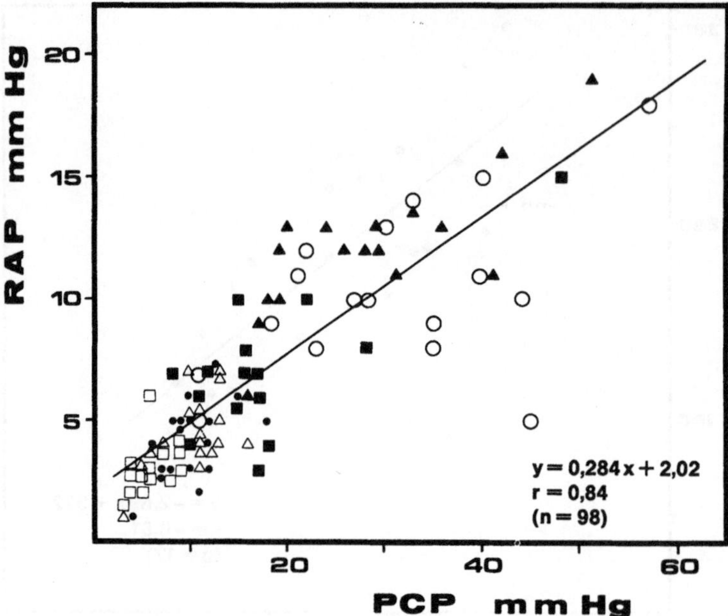

Abb. 9. Simultan gemessene Werte des linksventrikulären (*PCP*) und rechtsventrikulären Füllungsdrucks (*RAP*):
● Kontrollversuch, Ruhe
○ Kontrollversuch, Belastung
△ nach Metoprolol, Ruhe
▲ nach Metoprolol, Belastung
□ nach ISDN, Ruhe
■ nach ISDN, Belastung

nalkapillardruck (PCP) — oft verbunden mit einem stark erniedrigten HZV — mitgeteilt [27]. Inwieweit und wie lange diese hämodynamischen Veränderungen in der Postinfarktphase persistieren und ob auch bei Koronarpatienten ohne Infarkt eine rechtsventrikuläre Funktionseinschränkung eintreten kann, ist nicht eindeutig geklärt. In der Studie von Reduto et al. [109] wurde die links- und rechtsventrikuläre Funktion nichtinvasiv über mehrere Tage bis zur Entlassung aus stationärer Behandlung bestimmt. Die Autoren fanden keinen Hinweis für eine Besserung der links- oder rechtsventrikulären Dynamik während des Beobachtungszeitraums. Hingegen berichten J. N. Cohn et al. [27] über 2 Patienten mit Hinterwandinfarkt und hämodynamischen Kriterien für eine Mitinfarzierung des rechten Ventrikels, die 3 Wochen nach dem akuten Infarkt erneut hämodynamisch untersucht wurden und dabei eine weitgehende Normalisierung der intrakardialen Druckwerte aufwiesen. Die von uns untersuchten Patienten mit Hinterwandinfarkt [92] zeigten mindestens 7 Wochen nach dem akuten Infarkt keine Beeinträchtigung der Nettohämodynamik (HZV und Füllungsdrücke) in Ruhe. Wie die tierexperimentellen Untersuchungen von Guiha et al. [48] belegen, ist bei einer Läsion des rechten Ventrikels jedoch oft eine zusätzliche Kreislaufbelastung nötig, um die Funktionsstörung manifest werden zu lassen. Während Ergometerbelastung kommt es bei einem großen Teil der Patienten zu pathologisch erhöhten Werten des rechtsatrialen Mitteldrucks (s. Abb. 9). Jedoch weist die Relation zum PCP nur in wenigen Fällen auf eine überwiegende oder alleinige rechtsventrikuläre Funktionseinschränkung hin. Dies konnte auch in früheren Belastungsuntersuchungen an 98 Infarktpatienten beobachtet werden, bei denen kein signifikanter Unterschied der Relation linksventrikulärer/rechtsventrikulärer Füllungsdruck zwischen Hinterwandinfarkten und Vorderwandinfarkten nachweisbar war [92].

Der RAP-Anstieg dürfte überwiegend Folge der Druckerhöhung im Lungenkreislauf und Zunahme der Nachbelastung des rechten Ventrikels sein. Eine direkte Schädigung des rechtsventrikulären Myokards durch Stenosen oder Verschlüsse der rechten Kranzarterie ist jedoch nicht mit Sicherheit auszuschließen. So fanden Kober et al. [69] sowie Karsch et al. [66] anhand von Volumenparametern des linken und rechten Ventrikels bereits in Ruhe bei durchgemachtem Hinterwandinfarkt eine überproportional starke Zunahme des rechtsventrikulären EDV und eine Abnahme der rechtsventrikulären EF. Diese Befunde stehen allerdings im Gegensatz zu den Untersuchungen von Ferlinz et al. [38], die bei einem ähnlichen Patientengut nur geringe Änderungen des rechtsventrikulären Kontraktionsverhaltens und sogar eine Reduktion des EDV des rechten Ventrikels bei Patienten mit Stenosen der rechten Kranzarterie gegenüber einer Kontrollgruppe mitgeteilt haben. Auch Pachinger et al. [99] konnten nur bei einem sehr geringen Teil ihrer Patienten mit chronischem Hinterwandinfarkt eine direkte rechtsventrikuläre Funktionsstörung nachweisen. Lichtlen u. Huhmann [75] beobachteten segmentale Kontraktionsstörungen des rechten Ventrikels anhand von rechtsventrikulären Angiogrammen, die meist mit linksventrikulären Kontraktionsstörungen assoziiert waren; die Auswirkungen auf globale hämodynamische Änderungen des rechten Ventrikels waren allerdings sehr gering. In diesem Zusammenhang muß ferner berücksichtigt werden, daß auch eine Stenosierung oder ein Verschluß des R. interventricularis anterior der linken Kranzarterie direkt zu einer Funktionsstörung des rechten Ventrikels führen könnte, da neben großen Teilen des linken Ventrikels auch Teile des Kammerseptums und die anterior gelegenen Abschnitte der rechtsventrikulären freien Wand von diesem Gefäß versorgt werden.

Bei kritischer Wertung der mitgeteilten Untersuchungen dürfte eine direkte rechtsventrikuläre Bewegungsstörung — vom akuten Infarkstadium abgesehen — nur selten klinisch relevant sein; in den weitaus meisten Fällen stellen sich Änderungen der rechtsventrikulären Funktion als Folge von linksventrikulären Funktionsänderungen ein.

2.3 Regionale Parameter

2.3.1 Methodik der regionalen Wandbewegungsanalyse

Untersuchungen der regionalen Myokardfunktion dürften weiter zum Verständnis der ischämischen Funktionsstörung beitragen. Das Auftreten regionaler Bewegungsstörungen der Ventrikelwand mit und ohne Beeinträchtigung der globalen Ventrikelfunktion während Myokardischämie konnte mit Hilfe der konventionellen Herzkathetertechnik unter wiederholter Kontrastmittelinjektion in den linken Ventrikel nachgewiesen werden [22, 117, 131]. Da jedoch mehr als 2 Kontrastmittelinjektionen kaum zumutbar sind, kann der Einfluß von Pharmaka entweder nur in Ruhe oder während Belastung geprüft werden. Außerdem ist die Kontrastmittelventrikulographie neben den bekannten Nachteilen der invasiven Technik gerade während Belastung mit erheblichen technischen Schwierigkeiten verbunden, so daß sich Belastungsuntersuchungen des linken Ventrikels nicht als Routinemethode durchsetzen konnten. Überdies ist die im Einzelfall nicht exakt vorhersehbare Rückwirkung des Kontrastmittels per se auf die Hämodynamik in Betracht zu ziehen [36]. Die Anwendung der Isotopentechnik (EKG-getriggerte Herzbinnenraumszintigraphie) erlaubt dagegen die wiederholte Bestimmung der globalen und regionalen Motilität des linken Ventrikels auf nichtinvasivem Wege.

Hierbei werden nach homogener Verteilung eines intravenös applizierten und intravasal verbleibenden radioaktiven Indikators (^{99m}Tc) die Aktivitätsänderungen im linken Ventrikel szintigraphisch im Verlauf einer Herzaktion registriert. Um statistisch ausreichende Impulsraten zu erhalten, müssen die Zeitaktivitätskurven von mehreren hundert Herzaktionen im Rechner gespeichert und aufsummiert werden. Die so erhaltene Impulsratenänderung entspricht der Volumenänderung des linken Ventrikels. Die zeitgerechte Addition der Herzzyklen erfolgt durch die EKG-Triggerung („Gating"), so daß ein „repräsentativer" Herzzyklus in Form einer Sequenz von mehreren Bildern des Herzens resultiert. Nach exakter Definition der Herzbereiche können die globalen Parameter berechnet werden: Nach Subtraktion der Untergrundstrahlung entspricht die globale Zeit-Aktivitäts-Kurve der Zeit-Volumen-Kurve des linken Ventrikels. Aus ihr lassen sich die Volumengrößen des linken Ventrikels und ihre Zeitdifferentiale gewinnen. Die wichtigsten Parameter der regionalen Ventrikelfunktion, die aus den regionalen Zeit-Aktivitäts-Kurven errechnet werden können, sind [1, 2]:
1) die Amplituden,
2) die Phasen der regionalen Wandbewegung.
Die kartographische Darstellung dieser Parameter wird als „parametrischer Scan" („functional imaging") bezeichnet. Dabei handelt es sich um Farb- oder Grauwertdarstellungen des Herzens, aus denen Lage, Größe und Art einer regionalen Bewegungsstörung direkt abgelesen werden können. Jede Herzregion ist in Matrizenform einer XY-Koordinate zugeordnet. Über jeder dieser Regionen kann eine regionale Zeit-Aktivitäts-Kurve (Zeit-Volumen-Kurve) gewonnen werden, die das Motilitätsverhalten in diesem Bereich charakterisiert. Das Ausmaß der regionalen Kontraktion spiegelt sich wider in der Größe der Amplitude der entsprechenden Zeit-Volumen-Kurve. In hypokinetischen Bereichen sind die Amplituden klein; diese erscheinen im parametrischen Scan als Region mit einem niedrigen Farbskalenwert. Bereiche mit großer Amplitude werden mit einem entsprechend hohen Farbskalenwert dargestellt. Im Phasenszintigramm wird die Synchronität der Bewegung in den einzelnen Myokardsegmenten dargestellt. Beim Gesunden sind beide Ventrikel homogen in der Phase, während die Vorhöfe eine Phasenverschiebung gegenüber den Ventrikeln zeigen. Dyskinetische Bereiche sind charaktersisiert durch eine Phasenverschiebung gegenüber den Kurven im normokinetischen Ventrikelbereich und werden im Phasenszintigramm aufgrund ihrer Farbwertgebung bildlich dargestellt.
Die qualitative Auswertung der Daten kann am Sichtschirm erfolgen: Die Bilder werden sequentiell kurzfristig am Sichtschirm exponiert. Dadurch entsteht ein kinematographischer Effekt, die Herzbewegung kann unmittelbar beobachtet werden. Eine Quantifizierung von regionalen Motilitätsstörungen kann mit verschiedenen Methoden erfolgen, zumeist in Anlehnung an quantitative Auswertungsverfahren bei der Kontrastmittelventrikulographie. Nach dem Ulmer Verfahren wird der linke Ventrikel, ausgehend vom Flächenschwerpunkt, in 9 Segmente aufgeteilt [2]. Allerdings wird nicht die regionale Achsenverküzung, wie bei der quantitativen Lävokardiographie, sondern der Wert des jeweiligen regionalen Parameters in jedem Segment bestimmt. Die Segmenteinteilung berücksichtigt ein zentrales Segment (Segment Null) sowie 8 Sektoren mit gleichem Winkel (45°).

2.3.2 Die regionale linksventrikuläre Funktion bei Angina pectoris

Bereits bei der qualitativen Auswertung konnten wir — unabhängig von der Ruhefunktion — eine Verschlechterung der regionalen Ventrikelfunktion während Belastung bei 14 von 17 Patienten nachweisen. Diese kann sich als Zunahme einer bereits in Ruhe bestehenden Asynergie oder als neu auftretende Bewegungsstörung manifestieren. Auch Patienten, deren globale Funktion — gemessen an der Auswurffraktion — sich bei Belastung nur unwesentlich ändert, zeigen teilweise erhebliche regionale Motilitätsstörungen. Hierbei dürfte eine kompensatorisch verstärkte Kontraktion in gesunden, nicht stenoseabhängigen Myokardarealen die wesentlichste Rolle spielen [28, 56, 117].

Auch im Phasenszintigramm war während Belastung bei 8 von 17 Patienten eine Verschlechterung der regionalen Wandbewegung nachweisbar. Entweder war eine bereits in Ruhe vorhandene Phasenverschiebung in einem größeren Areal darstellbar, oder es traten in Ruhe nicht nachweisbare Phasenverschiebungen bei Belastung neu auf. Die Lokalisation der Phasenverschiebung fiel immer mit den Regionen zusammen, die auch im Amplitudenbild die stärksten Veränderungen aufwiesen. Alle Patienten, bei denen eine Phasenverschiebung während Belastung neu auftrat, hatten schwerste Ischämiezeichen und hochgradige Kranzgefäßveränderungen, 2 von ihnen eine Stammstenose der linken Kranzarterie.

Für die quantitative, vom Auge des Untersuchers unabhängige Analyse der regionalen Wandbewegung wurde vom Rechner der segmentale Wert des Parameters „Amplitude" in 9 Segmenten des linken Ventrikels bestimmt. Die Untersuchung von 16 Patienten, bei denen die vollautomatische Auswertung durchgeführt wurde, ergab folgende Befunde für das Kontraktionsverhalten in insgesamt 144 Segmenten: Während Belastung kam es zu einer Abnahme der Kontraktion in insgesamt 90 Segmenten, eine Besserung der Kontraktion trat in 35 Segmenten auf, während in 19 Segmenten keine Änderung gegenüber der Ruheuntersuchung gefunden wurde. Damit wiesen im Durchschnitt 5,6 Segmente pro Patient eine Reduktion der Bewegungsamplitude während Belastung auf, und durchschnittlich 2,2 Segmente pro Patient zeigten eine verstärkte Kontraktion; im Mittel nahmen die Amplituden während Belastung signifikant um 13% ab. Die stärksten Veränderungen der regionalen Myokardfunktion während Belastung waren bei Patienten mit einer Stammstenose der linken Kranzarterie sowie hochgradigen Stenosen aller großen Äste der linken Kranzarterie bei weitgehend normaler Ruhefunktion nachweisbar. Dieses Verhalten macht verständlich, daß das Auftreten einer segmentalen Bewegungsstörung unter Belastung nicht zwangsläufig zu einer Verminderung der globalen EF führen muß. Aus der quantitativen Analyse der Amplituden geht hervor, daß bei 10 von 16 Patienten die belastungsinduzierte segmentale Bewegungsstörung durch eine verstärkte Kontraktion in anderen Segmenten teilweise kompensiert wurde. Auch bei Patienten, deren EF während Belastung abfiel, wurde i. allg. das Ausmaß der globalen Funktionsminderung durch eine Hyperkontraktion gesunder Segmente reduziert. Ein Patient, bei dem die EF unter Belastung gleichblieb, zeigte eine Abnahme der Bewegungsamplitude in 3 Segmenten, während die übrigen 6 Segmente eine leichte Zunahme aufwiesen. Ein Patient, dessen EF während Belastung gering zunahm, zeigte eine Abnahme der Amplitude in 2 Segmenten, eine unveränderte Kontraktion in einem Segment und eine Amplitudenzunahme in 6 Segmenten. Lediglich bei einem Patienten dieses Kollektivs mit angiographisch nachgewiesener KHK, der bei der gewählten

Belastungsstufe über mäßige Dyspnoe klagte und der geringe ST-Senkungen während
Belastung zeigte (0,12 mV), konnte weder qualitativ noch quantitativ eine Störung der
regionalen Wandbewegung gefunden werden.
Somit ist bei den meisten Patienten mit einer Kontraktionsstörung in stenoseabhängigen Myokardarealen mit einer kompensatorisch verstärkten Kontraktion des normal
perfundierten Myokards zu rechnen [68, 117]. Dies konnte auch in Tierversuchen
nachgewiesen werden, bei denen das Kontraktionsverhalten von ischämischen Arealen,
Randbezirken und normal perfundierten Arealen nach experimentellem Koronarverschluß untersucht wurde [150]. Auch bei einem irreversiblen Verlust von aktiver
Muskelmasse, also einer Myokardnarbe, kann die globale Ventrikelfunktion durch eine
Hyperkontraktion des Restmyokards kompensiert werden [117]. Die für eine globale
Funktionsbeschreibung des linken Ventrikels verwendete Relation zwischen SV und
EDV (= EF) reflektiert daher sowohl die Kontraktion im Ischämieareal als auch die des
normalen und in vielen Fällen hyperkontraktilen Restmyokards. Es ist daher nicht
verwunderlich, wenn in manchen Fällen die globalen Parameter der Hämodynamik
keine pathologischen Änderungen aufweisen. Dieser Kompensationsmechanismus ist
jedoch nur bis zu einer bestimmten Größe des funktionsgestörten Bezirks voll wirksam.
Mit zunehmender Größe des geschädigten Myokardareals kommt es zu einer Beeinträchtigung der Pumpfunktion, die sich zunächst in einer Erhöhung des linksventrikulären enddiastolischen Drucks (LVFP) bei Belastung äußert, noch bevor HZV und SV
eine Reduktion erfahren. Zwischen der Größe des asynergen Bezirks — gemessen in
Prozent der Zirkumferenz des linken Ventrikels nach Kontrastmittelangiographie —
und der EF besteht eine enge, negative Korrelation. Erst in fortgeschrittenen Stadien
nimmt dann auch das HZV nicht mehr leistungsadäquat zu [115, 116, 117].

2.4 Diagnostische Wertigkeit der verschiedenen Parameter

Unbefriedigende Resultate im Hinblick auf die Erkennung und Quantifizierung einer
KHK mit konventionellen Methoden haben teilweise zu einer sehr kritischen Einstel-
lung gegenüber Maßnahmen der Vorfelddiagnostik geführt: In den letzten Jahren
konnte gezeigt werden, daß Spezifität und Sensitivität des Belastungs-EKG bei der
Diagnose der KHK unzureichend sind und zudem keine Aussage über den Schweregrad
der Erkrankung zulassen [14]. Auch das Einschwemmkatheterverfahren zur Bestimmung der ventrikulären Füllungsdrücke und des HZV, das in vielen Laboratorien
durchgeführt wird, stellt allein keine Entscheidungshilfe für das Vorliegen einer KHK
dar, da falsch-negative wie falsch-positive Resultate zu erwarten sind. Aus dem
Druckverhalten im kleinen Kreislauf unter Belastung ist eine Differenzierung zwischen
ischämischer Dysfunktion und myokardialer Insuffizienz anderer Genese nicht möglich,
was den Wert dieser Untersuchung einschränkt. Bei Patienten mit bekannter KHK ist
eine Unterscheidung zwischen ischämiebedingtem PCP-Anstieg und einer pathologischen Erhöhung als Folge eines Ausfalls von kontraktilem Gewebe (Infarkt) nur bei
Berücksichtigung anderer Parameter möglich. Nach den Untersuchungen von Roskamm et al. [118, 119] liegt die Bedeutung der PCP-Messung nicht so sehr in einer
Verbesserung der Voraussage des koronarangiographischen Befunds, sondern darin,
daß bei Nichtverwertbarkeit eines der Ischämieindikatoren „ST-Senkung" oder „An-

gina pectoris" durch die PCP-Bestimmung eine vergleichbare Sicherheit der Voraussage erreichbar ist. Die Übereinstimmung mit einem positiven koronarangiographischen Befund kann durch die zusätzliche PCP-Messung bei positivem Ausfall gegenüber alleiniger positiver Bewertung der klassischen Ischämieindikatoren (Angina pectoris und ST-Senkung) weiter erhöht werden [118]. Von diesen Untersuchern ließ sich auch eine Korrelation zwischen dem Anstieg des linksventrikulären enddiastolischen Drucks während Angina pectoris und der Größe des angiographisch bestimmten Ischämiebezirks nachweisen [117]. Bei einem Teil der Patienten, z. T. auch solchen mit Mehrgefäßerkrankungen, blieb jedoch ein pathologischer Füllungsdruckanstieg aus; auch ließen sich nur geringe Unterschiede in der Höhe des PCP zwischen Ein- und Mehrgefäßerkrankungen nachweisen [119]. Auch eigene Untersuchungen konnten bestätigen, daß die Ruhe- und Belastungshämodynamik bei der KHK keine meßbare Beeinträchtigung zeigen müssen. Die peripher meßbaren Pumpgrößen (SV, HZV) weisen zwar im Durchschnitt ein anomales Verhalten während Belastung auf, eine diagnostische Aussage im Hinblick auf den Schweregrad der Ischämie kommt diesen Meßwerten jedoch nicht zu. Das Verhalten des PCP während Belastung stellt einen empfindlicheren Parameter für die Erkennung einer ventrikulären Funktionsstörung dar. Bei 14 von 17 Patienten (82%) war diese Meßgröße pathologisch erhöht. Bei 3 Patienten (davon 1 Patient mit hochgradiger Stammstenose der linken Kranzarterie) war hingegen der Belastungs-PCP „falsch-negativ" [89]. Die hämodynamischen Parameter geben daher in manchen Fällen keine guten Aussagen über eine ischämiebedingte Ventrikelfunktionsstörung. Dies wird verständlich, da es sich hierbei um Größen der linksventrikulären Nettohämodynamik handelt, die als Resultante von funktionsgestörten, normalen und kompensatorisch hyperkontraktilen Wandabschnitten nicht in jedem Falle eine Abweichung von der Norm zeigen müssen. Der wesentlichste Einwand gegen eine Überbewertung des PCP als quantitativer Indikator einer ischämischen Dysfunktion dürfte jedoch darin liegen, daß die Relation zwischen Füllungsdruck und Füllungsvolumen während Myokardischämie in weiten Grenzen schwanken kann. Im Einzelfall kann während belastungsinduzierter Angina pectoris die Ventrikeldilatation ganz im Vordergrund stehen, ohne daß der Füllungsdruck wesentlich steigt. Die Kenntnis der ventrikulären Volumina wäre bei solchen Patienten von großem diagnostischem Wert.

Von den globalen Parametern dürfte das Verhalten der EF unter Belastung die sensibelste Größe zur Erkennung einer ischämischen Funktionsstörung darstellen. In eigenen Untersuchungen zeigten 88% aller Patienten mit nachgewiesener KHK ein pathologisches EF-Verhalten [95]. Die Sensitivität dieser Größe zur Erkennung einer Myokardischämie entspricht damit etwa der in der Literatur mitgeteilten Höhe [10, 23, 42, 127, 151]. Nach Untersuchungen aus dem eigenen Arbeitskreis [141] gestattet die Bestimmung der EF in Ruhe und während Belastung eine Unterscheidung zwischen belastungsinduzierter ischämischer Dysfunktion und Ventrikelfunktionsstörungen, die auf eine Narbe zurückzuführen sind. So nimmt die EF bei Koronarpatienten mit Ischämiezeichen unter Belastung deutlich ab; die Abnahme korreliert gut mit einem „Ischämiescore", der aufgrund anatomischer Läsionen an Herzkranzgefäßen ohne poststenotische Infarzierung errechnet wurde. Koronarpatienten ohne Ischämiezeichen, jedoch mit teilweise großen Infarktnarben zeigten keine Änderung der meist in Ruhe reduzierten EF während Belastung. Damit dürfte eine belastungsinduzierte EF-Abnahme auf eine ischämische Dysfunktion von zuvor normal beweglichen Myokardarealen bei Patienten mit KHK schließen lassen und nicht per se Zeichen einer Koronarerkrankung sein, wie dies ursprünglich von Borer et al. [15] postuliert wurde.

Untersuchungen, die die Wertigkeit der Radionuklidventrikulographie besonders im Hinblick auf Spezifität und Sensitivität überprüft haben, wurden bereits unter 2.2.6 erwähnt. Ergänzend sei eine Studie an 496 Patienten zitiert [64], die eine Sensitivität von 90% und eine Spezifität von 58% angibt. Die hohe Sensitivität bei geringerer Spezifität läßt die Methode besonders für Patientenkollektive mit hoher Prävalenz an Koronarkrankheiten geeignet erscheinen. Die EKG-Veränderungen bei Belastung (ST-Streckensenkung) korrelierten in eigenen Untersuchungen relativ gut mit dem Ausmaß der EF-Reduktion (r = 0,81; s. Abb. 10); jedoch kam es nur bei 76% der Patienten zu typischen, ischämischen ST-Streckensenkungen von über 0,1 mV, während 88% der Patienten ein pathologisches EF-Verhalten aufwiesen. Aus dieser und zahlreichen anderen Untersuchungen geht hervor, daß die Myokardfunktion schon vor Auftreten einer Angina pectoris und ischämischen EKG-Veränderungen gestört sein kann.

Somit zeigen von den globalen Parametern am häufigsten das Verhalten der linksventrikulären EF und der PCP ein Abweichen von der Norm. Wenn beide Größen als Indikatoren für eine ischämische Dysfunktion verwendet wurden, konnten in einem Kollektiv von 17 Patienten mit KHK in allen Fällen ein pathologisches Verhalten diagnostiziert werden. Dies geht aus Abb. 6 hervor, wo diese beiden Parameter gegeneinander aufgetragen sind. Patienten mit Zustand nach Myokardinfarkt und

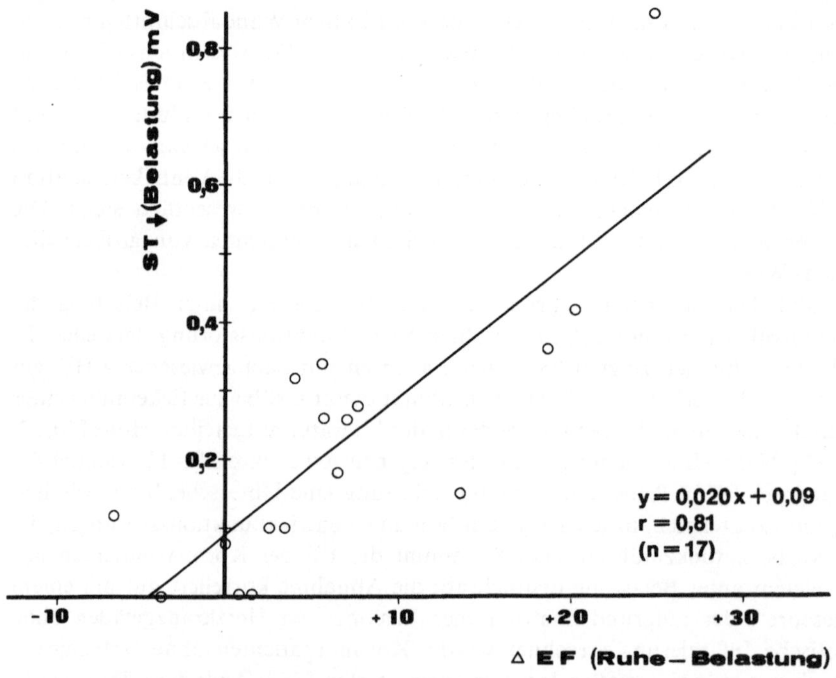

Abb. 10. Beziehung zwischen Reduktion der Auswurffraktion während Belastung (Δ EF) und ST-Streckensenkung bei 17 Patienten mit KHK. Mit Zunahme von Δ EF ist mit schwereren elektrokardiographischen Ischämiezeichen zu rechnen

bereits in Ruhe reduzierter EF, die keine Angina pectoris und keine EKG-Veränderungen bei Belastung zeigen, weisen nur geringe EF-Änderungen, jedoch meist sehr deutliche Anstiege des LVFP während Belastung auf. Bei diesen Patienten mit deutlich reduzierter Masse von noch vitalem Myokard führt die Belastung zu einer Aktivierung des Frank-Starling-Mechanismus, um die globale Ventrikelfunktion aufrechtzuerhalten; da das Restmyokard nicht ischämisch ist, bleibt ein weiterer EF-Abfall aus [141].

Damit ergibt sich aus der kombinierten EF- und LVFP-Bestimmung in Ruhe und bei Belastung eine Verbesserung der Sensitivität zur Erfassung von ischämiebedingten Funktionsstörungen bei der KHK. Darüber hinaus kann aus dem Verhalten dieser Parameter bei Patienten mit abgelaufenem Myokardinfarkt eine Differenzierung zwischen vorwiegend ischämiebedingter Funktionsstörung und vorwiegend durch Fibrose induzierter Funktionsstörung getroffen werden.
Entsprechend den Besonderheiten der Funktionsstörung bei der KHK ist v. a. die Analyse der regionalen Wandbewegung von hohem Informationswert.
Im Gegensatz zu den Globalparametern der linksventrikulären Funktion liegen zur Validierung der regionalen Motilität bisher nur relativ wenig Veröffentlichungen vor [11, 79, 98, 142]. Aus diesem Grunde wurden im eigenen Arbeitskreis die parametrischen Szintigramme von 54 Patienten mit der Kontrastmittelventrikulographie verglichen [2, 134].

Eine Validierung der parametrischen Szintigramme erfordert als Voraussetzung den Nachweis der Zuverlässigkeit der regionalen Zeit-Aktivitäts-Kurven, da die Matrix dieser Kurven ja die Grundlage für alle weiteren Auswertungen ist. Dies wurde mit Hilfe sogenannter Korrelationsszintigramme geprüft. Die Zuverlässigkeit der Befunde [2] gestattet die Weiterverarbeitung der Daten zu parametrischen Szintigrammen. Dabei zeigt sich, daß eine regionale Funktionsanalyse der Wandbewegung des linken Ventrikels mit Hilfe der parametrischen Szintigramme gute Ergebnisse liefert. Die Sensitivität liegt bei 85%, die Spezifität bei 100%. Allerdings variieren die Ergebnisse mit der Lokalisation der Bewegungsstörung: Die Hinterwand des linken Ventrikels kann bei 30° LAO-Projektion nicht mit der gleichen Zuverlässigkeit erfaßt werden wie Bewegungsstörungen im Vorderwandbereich.

Ein erhebliches Problem beim Vergleich zwischen Kontrastmittelangiographie und Szintigraphie liegt darin begründet, daß die Kontrastmittelangiographie (aus 30° RAO- und 60° LAO-Projektion) die Bewegungen der inneren Ventrikelkontur darstellt, während die szintigraphische Darstellung beim „Gated-blood-pool"-Verfahren aus 30° LAO-Projektionen erfolgt und die Aktivitätsänderungen der unter den einzelnen Bildpunkten liegenden Blutsäulen mißt. Da die aus den detektorfernen Herzbereichen kommende Strahlung im Vergleich zu den detektornahen Bereichen eine stärkere Absorption und Streuung erfährt, muß der Abstand der Bewegungsstörung vom Detektor eine Rolle spielen. Die Nachweiswahrscheinlichkeit von kleineren Hypokinesen der Hinterwand ist daher geringer als die von Bewegungsstörungen der Vorderwand [134]. Trotz der befriedigenden Ergebnisse dieser Vergleichsuntersuchungen ist es z. Zt. nicht möglich, exakt anzugeben, welche Größe eine regionale Funktionsstörung haben muß, damit sie mit der beschriebenen radionuklidventrikulographischen Methode als solche erfaßbar wird [134].
Somit erlaubt die Analyse der Amplituden und Phasen der regionalen Zeit-Aktivitäts-Kurven — mit gewissen Einschränkungen — objektive Aussagen zur Lokalisation, Ausdehnung und Art einer Bewegungsstörung. Grundsätzlich können auf diese Weise alle Charakteristika der Zeit-Aktivitäts-Kurven regional quantitativ bestimmt werden.

Auch die zweidimensionale Echokardiographie ermöglicht die Erkennung der regionalen Wandbewegung des Herzens über großen Teilen der linksventrikulären Zirkumferenz. Ebenso wie bei der Bewertung der Radionuklidventrikulographie können echokardiographische Befunde nur in Verbindung mit anamnestischen, klinischen und elektrokardiographischen Befunden interpretiert werden. Die Echokardiographie ist jedoch während körperlicher Belastung auch von geübten Untersuchern oft nicht mit ausreichender technischer Qualität durchführbar. Für die Routineuntersuchung der Ventrikelfunktion bei der belastungsinduzierten Angina pectoris eignet sich diese Methode daher nicht.

Änderungen der regionalen Wandbewegung während Belastung lassen sich dagegen sehr sicher und zuverlässig mit der Radionuklidventrikulographie nachweisen. Dies gilt v. a. für die quantitative Auswertung der regionalen Motilität nach segmentaler Aufteilung des linken Ventrikels. Hiermit konnten wir bei 94% unserer Patienten mit KHK und Angina pectoris in mindestens einem Segment eine Verminderung der Kontraktionsamplitude bei Belastung finden. Dieses quantitative Verfahren führt damit zu einer Erhöhung der Sensitivität für die Erfassung von ischämiebedingten Ventrikelfunktionsstörungen [89].

Ähnliche Schlußfolgerungen ergeben sich aus den Untersuchungen von Caldwell et al. [24], die eine verbesserte Sensitivität der Radionuklidventrikulographie nach quantitativer Auswertung von 3 Regionen des linken Ventrikels bei Patienten mit KHK nachweisen konnten. Untersuchungen von Newman et al. [97], die den diagnostischen Stellenwert der Radionuklidventrikulographie in Ruhe und während Belastung mit elektrokardiographischen Kriterien verglichen, erbrachten bei Patienten mit KHK und Kreislaufgesunden folgende Ergebnisse: Die Radionuklidventrikulographie, unter Einbeziehung der globalen EF und der regionalen Wandbewegung, hat nach diesen Untersuchern eine Sensitivität von 97% (Belastungs-EKG 80%) und eine Spezifität von 73% (Belastungs-EKG 66%).

Die limitierte Spezifität der Radionuklidventrikulographie dürfte u. a. darauf zurückzuführen sein, daß auch Patienten mit Herzklappenfehlern — ohne Koronarstenosen — ähnliche Störungen der globalen und regionalen linksventrikulären Funktion zeigen können [54].

Die Zuverlässigkeit weiterer parametrischer Scans, insbesondere die quantitative Verteilung der Phasen sowie der regionalen systolischen und diastolischen Volumenänderungsgeschwindigkeiten, ist bis jetzt noch nicht ausreichend mit anderen Befunden verglichen worden. Über die Spezifität und Sensitivität dieser Größen kann daher noch keine definitive Aussage gemacht werden.

3 Der Einfluß einer β-adrenergen Blockade auf die Ventrikelfunktion

3.1 Pathophysiologische Grundlagen

Seit der Einführung der Nitrate in die Therapie der Angina pectoris stellen die β-Rezeptorenblocker die wesentlichste Neuerung in der medikamentösen Therapie der KHK dar. Erkenntnisse über die Pathophysiologie der KHK und die den Sauerstoffverbrauch (O_2-Verbrauch) bestimmenden Faktoren gaben den entscheidenden Anstoß für die Entwicklung der β-Rezeptorenblocker und ihren ersten therapeutischen Einsatz im Jahre 1962 [12]. Im Laufe der vergangenen 10 Jahre sind die β-Blocker zum festen Bestandteil in der medikamentösen Behandlung der Angina pectoris geworden.
Der Wirkungsmechanismus besteht in einer Reduktion des O_2-Bedarfs des Herzens, der bei der KHK das O_2-Angebot übertrifft. Der O_2-Bedarf wird durch die Herzarbeit bestimmt. Die peripher meßbaren Pumpgrößen, HZV und arterieller Druck, bestimmen die äußere Herzarbeit. In den kardialen O_2-Bedarf geht jedoch ganz wesentlich auch die innere Herzarbeit ein, die sich aus der Summe aller energieverbrauchenden Vorgänge bei der Kontraktion und Relaxation des Herzens ergibt. Die wesentlichsten Determinanten des myokardialen O_2-Verbrauchs sind die Herzfrequenz, die Kontraktilität und die myokardiale Wandspannung (s. 2.1). Alle 3 Faktoren werden wesentlich durch den β-adrenergen Antrieb beeinflußt, der unter den Bedingungen körperlicher und psychischer Belastung erhöht ist. Diese über die kardialen β_1-Rezeptoren vermittelte Sympathikuswirkung kann entscheidend dazu beitragen, die durch eine stenosierende Koronarsklerose limitierte Koronarreserve vollends zu überfordern [29]. Durch kompetitive Hemmung der β-Rezeptoren des Herzens lassen sich die Sympathikuseffekte dämpfen oder blockieren. Als Ausdruck der Antagonisierung der kardialen β-Rezeptoren kommt es zu einer Reduktion der Kontraktilität und der Pumpleistung des Herzens; gleichzeitig nehmen HF und — bei chronischer Anwendung — der systemische Blutdruck ab [49, 52, 76, 77, 147]. Diese Beeinflussung von Faktoren der äußeren und inneren Herzarbeit führt zu einer Verminderung des Energiebedarfs bzw. einer Ökonomisierung: Dieselbe Skelettmuskelleistung wird nach β-Blockade mit einem verminderten kardialen O_2-Verbrauch erbracht [49, 74, 76, 123]. Dadurch wird die Häufigkeit von Angina-pectoris-Anfällen vermindert, und die körperliche Belastbarkeit von Patienten mit Koronarinsuffizienz nimmt zu [30, 84].
Besonders bei Patienten mit KHK und gleichzeitiger arterieller Hypertonie kommt es nach β-Blockade zu einer systolischen Entlastung des linken Ventrikels, die mit einer entsprechenden Abnahme des myokardialen Energiebedarfs einhergeht [90, 143]. Nach Strauer [143] nimmt der myokardiale O_2-Verbrauch nach akuter β-Blockade schon bei der unkomplizierten Hypertonie um 13,6% ab, wobei ursächlich die Abnahmen von HF,

HZV, maximaler Kontraktionsgeschwindigkeit, Herzarbeit und des Druckfrequenzprodukts zu einer metabolischen Entlastung des linken Ventrikels beitragen. Eigene Untersuchungen bei Patienten mit arterieller Hypertonie ergaben eine deutliche HZV-Verminderung nach β-Blockade mit Propranolol in Ruhe und während Ergometerbelastung [94]. Diese von zahlreichen anderen Autoren beschriebene Reduktion der Pumpleistung des Herzens [30, 35, 76, 101] bei Gesunden und Herzkranken ist wahrscheinlich für den antihypertensiven Effekt der β-Blocker mitverantwortlich: Obwohl der genaue Mechanismus des blutdrucksenkenden Effekts nicht aufgeklärt ist, scheint der unmittelbaren Wirkung auf das HZV zumindest die Bedeutung eines Triggermechanismus zuzukommen. So wird von Tarazi et al. [147] die HZV-Reduktion durch β-Blocker als Initialfaktor für die Auslösung einer Kette von Mechanismen angesehen, die schließlich über Adaptationsvorgänge in der Gefäßperipherie zu einer Blutdrucksenkung führen. β-Rezeptorenblocker können daher besonders bei der häufigen Kombination von Hypertonie und KHK durch Reduktion der Inotropie, der HF und der Nachlast (Afterload) des Herzens eine Verminderung des myokardialen Energiebedarfs herbeiführen. Eine Reduktion der maximalen Druckanstiegsgeschwindigkeit des linken Ventrikels als Parameter für eine Kontraktilitätsminderung konnte ebenfalls in zahlreichen Studien belegt werden und ist — neben der Frequenzabnahme und der Senkung des arteriellen Systemdrucks — einer der wesentlichen Mechanismen für den sauerstoffsparenden Effekt der β-Blocker [114, 123].
Die Myokarddurchblutung ist — wie unter den Nitraten — erniedrigt [34, 74]. Dieser Effekt ist jedoch weniger eine Folge der Inhibierung der koronardilatierenden Wirkung der β-Rezeptoren, sondern auf die engen Beziehungen zwischen myokardialem O_2-Verbrauch und Koronardurchblutung zurückzuführen [34]. Vasokonstriktorische Wirkungen am Koronarsystem, wie sie theoretisch — bei Verwendung von nichtkardioselektiven β-Blockern — durch die Demaskierung von α-Effekten zu erwarten wären, konnten nicht gefunden werden [81, 152]. Auch unter β-Blockade kann daher der Koronarwiderstand dem metabolischen Bedarf angepaßt werden [37, 81]. Darüber hinaus konnte nach β-Blockade eine Umverteilung der Myokarddurchblutung gefunden werden, die zu einer Perfusionsabnahme in nichtischämischen Arealen, jedoch zu einer Zunahme der Perfusion in den ischämischen Myokardbezirken führt [152].

3.2 Hämodynamische Änderungen unter β-adrenerger Blockade

Die Ergebnisse von hämodynamischen Untersuchungen zeigen, daß es unter β-Blockade zu einer überwiegend frequenzbedingten Abnahme des HZV kommt. Diese in zahlreichen Untersuchungen nachgewiesene HZV-Reduktion bei Gesunden, Koronarkranken und Patienten mit Hypertonie ist Folge einer Dämpfung des adrenergen Antriebs [30, 35, 101, 114], die über Änderungen der Chronotropie und Inotropie zu einer HF- und — in geringerem Maße — einer SV-Reduktion führt. Während wir in eigenen Untersuchungen bei Patienten mit Hypertonie ohne KHK sowohl in Ruhe als auch während Belastung eine gleichförmige HZV-Abnahme um 17% bzw. 14% nach β-Blockade registrieren konnten [94], war das Verhalten des HZV bei Koronarpatienten weniger einheitlich: Bei weitgehend identischen Versuchsbedingungen und β-Rezeptorenblockade mit demselben Präparat und in gleicher Dosierung (10 mg Metoprolol i. v.) nahm das HZV bei Koronarpatienten mit 9,2% (Ruhe) bzw. 9,4% (Belastung) weniger deutlich ab [89]. Besonders die Belastungswerte zeigten ein uneinheitliches Verhalten: Patienten mit besonders schwerer Ischämiereaktion während der Kontrollbelastung wiesen nach β-Blockade höhere HZV-Werte auf, ausschließlich als Folge eines deutlich größeren Schlagvolumens (Abb. 11 und 12). Dieses unterschiedliche Verhalten bei einem Teil der Patienten dürfte auf eine Beeinflussung der Myokardischämie durch die β-Blockade zurückzuführen sein, die über eine Besserung der ischämischen Dysfunktion auch zu einer Zunahme der Pumpleistung führt.

Durch den Entzug adrenerger Impulse wird, zumindest während körperlicher Belastung, der Frank-Starling-Mechanismus wirksam [35, 62], das Herz steigert seine Auswurfleistung bei Belastung über eine vermehrte Vordehnung. Dies führt bei Gesunden und bei Patienten mit arterieller Hypertonie ohne KHK zu einer Zunahme des LVFP [90] und wahrscheinlich des EDV [130] in Ruhe und v. a. während körperlicher Belastung. Damit kann über eine Preloadzunahme eine wesentliche SV-Abnahme verhindert werden, so daß trotz HF-Reduktion eine nur mäßige Reduktion der Pumpleistung auftritt und die leistungsadäquate Regulation des HZV bei erhöhtem peripheren Bedarf erhalten bleibt. Damit stellt sich bei der Behandlung der KHK mit β-Blockern die Frage, ob die Preloaderhöhung nicht zu einer unerwünschten Steigerung der Wandspannung über eine Zunahme des Ventrikelradius führen könnte. Die erwünschten Effekte auf HF und Kontraktilität — dem sauerstoffsparenden Prinzip der β-Blocker — könnten dadurch teilweise aufgehoben werden und bei gefährdeten Patienten zu einer Herzdilatation führen. Der Preis für die Beschwerdefreiheit — sollten

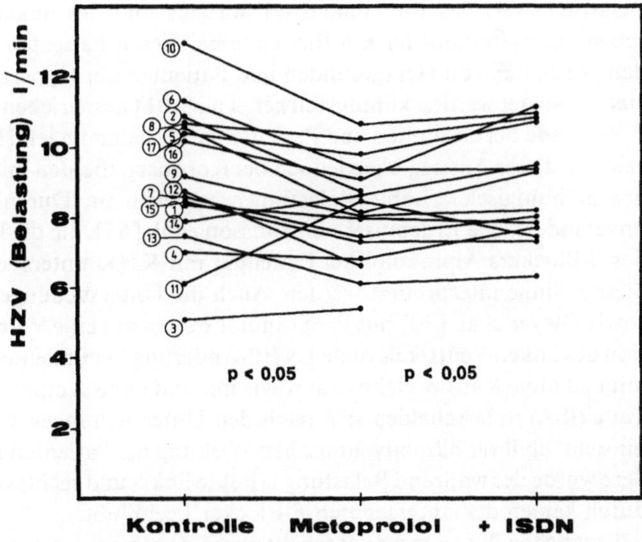

Abb. 11. Einzelwerte für das Herzzeitvolumen (*HZV*) unter Belastung während des Kontrollversuchs, nach β-Blockade (Metoprolol) und nach zusätzlicher Gabe von Isosorbiddinitrat (ISDN).
Bei Patienten mit schwerer Ischämie während der Kontrollbelastung kann das HZV nach β-Blockade zunehmen (Patienten ③, ⑪, ⑭). Nach ISDN zeigt das Belastungs-HZV bei nahezu allen Patienten eine Tendenz zur Zunahme gegenüber β-Blockade allein

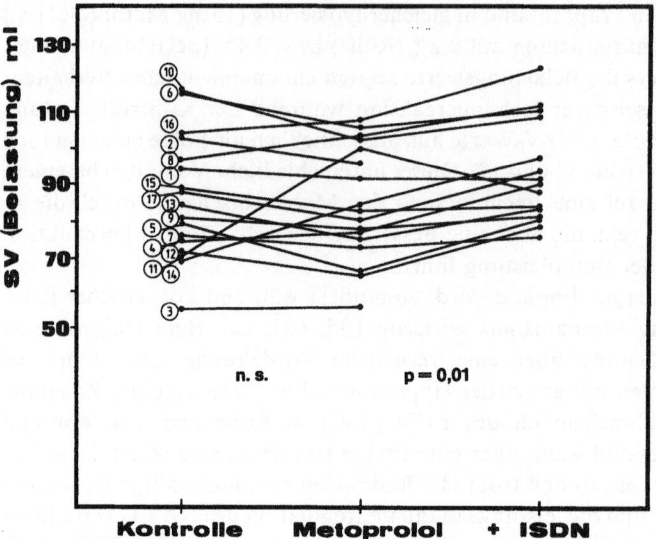

Abb. 12. Einzelwerte für das Schlagvolumen (*SV*) während Belastung im Kontrollversuch, nach Metoprolol und nach zusätzlicher Gabe von ISDN.
Uneinheitliches Verhalten des SV nach β-Blockade; nach ISDN deutliche Zunahme des Belastungs-SV

diese Einwände gültig sein — wäre damit bei einigen Patienten zu hoch. Es konnte jedoch gezeigt werden, daß der PCP als Maß für den LVFP bei Patienten mit belastungsinduzierter Ischämie nach β-Blockade keineswegs zunimmt. Auch der Belastungswert des Pulmonalarteriendrucks und des linksventrikulären enddiastolischen Drucks nimmt nach β-Blockade bei diesen Patienten nicht zu, obwohl dies aus dem Verhalten von Herzgesunden und Patienten mit Hypertonie ohne Koronarinsuffizienz erwartet werden könnte. Parker et al. [101] beschrieben einen LVFP-Anstieg nach β-Blockade bei Gesunden und Patienten mit Zustand nach Herzinfarkt ohne Ischämiezeichen, dieser Anstieg blieb jedoch bei Koronarpatienten mit Angina pectoris aus, d. h. der pathologisch erhöhte Belastungswert blieb im Durchschnitt nach Propranolol unverändert. Die Ergebnisse von Jonsson et al. [65], die die hämodynamischen Effekte des β-Blockers Alprenolol bei Patienten mit KHK untersuchten, können ebenfalls in diesem Sinne interpretiert werden. Auch die Untersuchungen von Wiener et al. [155] sowie Dwyer et al. [30] mit Propranolol weisen auf eine Verminderung der Pumpfunktion des linken Ventrikels ohne LVFP-Änderung bei Patienten mit KHK hin. β-Blocker mit und ohne Kardioselektivität sowie mit und ohne sympathikomimetischer Eigenwirkung (ISA) unterscheiden sich nach den Untersuchungen von Aström u. Jonsson [7] hinsichtlich ihrer hämodynamischen Wirkung bei Patienten mit KHK nicht. Insbesondere wurde der während Belastung erhöhte links- und rechtsventrikuläre Füllungsdruck durch keinen der untersuchten β-Blocker beeinflußt.
Bei manchen Koronarpatienten kann es sogar zu einer erheblichen Reduktion des Belastungswerts des LVFP nach β-Blockade kommen. Im allgemeinen kann bei denjenigen Patienten mit einer Druckreduktion gerechnet werden, die auch klinisch und elektrokardiographisch eine Besserung nach β-Blockade zeigen. Wie aus Abb. 13 hervorgeht, besteht besonders bei Patienten mit stark erhöhtem LVFP während der

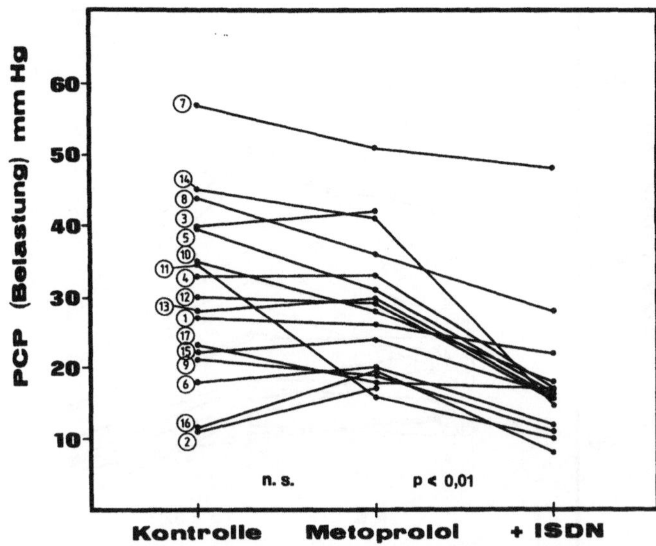

Abb. 13. Einzelwerte des Pulmonalkapillardrucks (*PCP*) unter Belastung während des Kontrollversuchs, nach Metoprolol und nach zusätzlicher Gabe von ISDN. — Ebenso wie der Pulmonalarterienmitteldruck (PAMP) zeigt bei stark erhöhten Ausgangswerten der PCP nach Metoprolol eine Tendenz zur Abnahme, während bei relativ niedrigen Ausgangswerten meist eine Zunahme nachweisbar ist. ISDN führt regelmäßig zu einer meist deutlichen Senkung des Belastungs-PCP

Kontrollbelastung eine Tendenz zu geringeren Druckwerten nach β-Blockade. Die unerwünschte Füllungsdruckerhöhung nach β-Blockade bleibt also im Durchschnitt bei Patienten mit Angina pectoris aus. Patienten mit besonders ausgeprägter Ischämiereaktion zeigen sogar — parallel mit der Besserung der Ischämie nach β-Blockade — eine Reduktion des LVFP. Entsprechend dem Verhalten des Füllungsdrucks bleibt auch eine signifikante Zunahme des Füllungsvolumens (EDV) aus. Sowohl in Ruhe als auch während Belastung nimmt das EDV nach β-Blockade im Durchschnitt nur minimal und nicht signifikant zu [89]. Ebenso wie die Füllungsdrücke können bei einigen Patienten auch die Ventrikelvolumina gegenüber der Kontrollbelastung eher abnehmen (s. Abb. 14 und 15).

Während also der normale Ventrikel, zumindest während Belastung, nach β-Blockade eine Zunahme der Vorlast zeigt, bleibt bei Patienten mit Myokardischämie diese nicht erwünschte β-Blockerwirkung aus. Als Ursache muß eine Besserung der belastungsinduzierten Dysfunktion angenommen werden: Über eine günstige Beeinflussung der regionalen ischämischen Motilitätsstörung kann der kontraktilitätsmindernde Effekt auf gesunde Myokardareale kompensiert werden und bei einem Teil der Patienten sogar zu einer Funktionsverbesserung der peripher meßbaren Pumpgrößen führen. Weitere Daten zur Erhärtung dieses Konzepts sollen in den folgenden Abschnitten diskutiert werden.

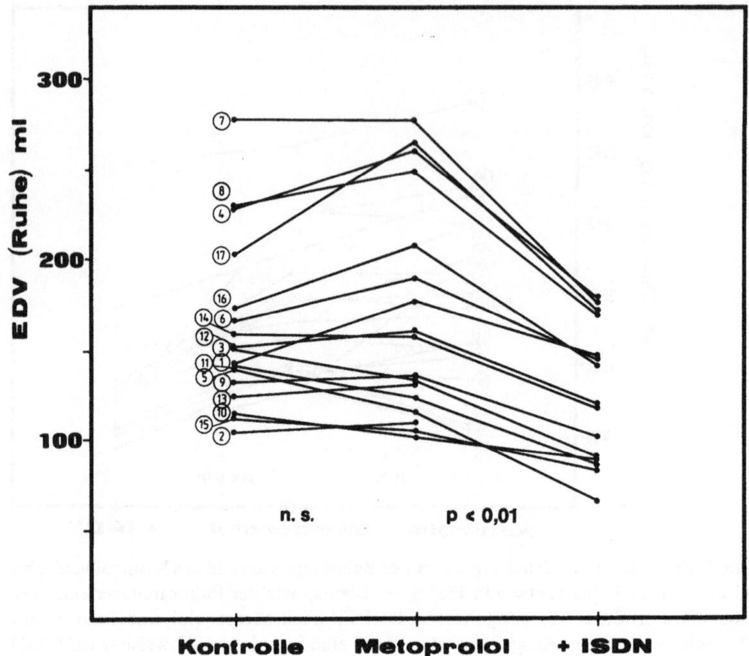

Abb. 14. Verhalten des enddiastolischen Volumens des linken Ventrikels (*EDV*) in Ruhe: Änderungen nach Metoprolol und nach zusätzlicher Gabe von ISDN.
Nicht signifikante Zunahme des EDV nach Metoprolol; deutliche Abnahme des EDV nach Kombination mit ISDN bei allen 15 Patienten

3.3 Die globale und regionale linksventrikuläre Funktion unter β-adrenerger Blockade

Untersuchungen der linksventrikulären Funktion von Gesunden [104] ergaben eine Reduktion der Ruhe-EF um 8% nach Propranolol. Ehrhardt et al. [31] konnten nach intravenöser Propranololgabe bei Gesunden ebenfalls eine signifikante Abnahme der Ruhe-EF von 64% auf 60% nachweisen, während Sapru et al. [126] keinen signifikanten Effekt von intravenösem Propranolol auf die linksventrikuläre EF von Gesunden nachweisen konnten.

Das Verhalten der EF des linken Ventrikels von Patienten mit Angina pectoris nach β-Blockade geht aus Abb. 16 hervor. Durch die β-Blockade wird bei den meisten Patienten in Ruhe eine Reduktion der globalen linksventrikulären Funktion induziert, die in einer geringen, jedoch signifikanten EF-Abnahme bei nicht signifikant verändertem EDV zum Ausdruck kommt [89]. Die Abnahme der Ruhe-EF nach β-Blockade ist zum geringeren Teil auf eine Verstärkung einer bereits zuvor bestehenden regionalen Bewegungsstörung, zum größeren Teil auf eine diffuse Verminderung der Kontraktion zurückzuführen. Die Hemmung des sympathischen Antriebs führt somit bei Koronarpatienten zu einer geringen Abnahme der Ruhepumpfunktion des linken Ventrikels,

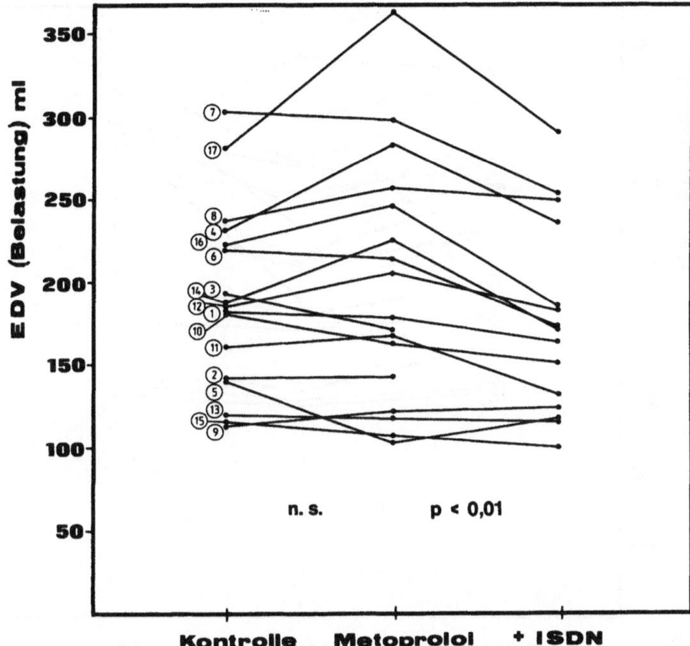

Abb. 15. Verhalten des enddiastolischen Volumens (*EDV*) des linken Ventrikels während Belastung (Kontrollversuch — nach Metoprolol — nach zusätzlicher Applikation von ISDN). — Keine signifikante Änderung des EDV nach β-Blockade; einige Patienten mit hohem Ausgangswert zeigen jedoch eine weitere Zunahme des EDV nach Metoprolol. Reduktion des EDV nach Kombination mit ISDN.

die nicht allein über eine HF-Verminderung zu erklären ist. Dieses Verhalten der EF bei einem vergleichbaren Patientengut konnte auch nach Gabe von anderen β-Rezeptorenblockern nachgewiesen werden [95]. Eine Verminderung der angiographisch bestimmten EF in Ruhe bei Patienten mit KHK nach akuter β-Blockade wurde auch von Lichtlen et al. [77] sowie Amende et al. [4] mitgeteilt; die Änderung dieses Parameters liegt damit — gemessen mit der invasiven Kontrastmittellävokardiographie — in der gleichen Größenordnung wie die mit der Radionuklidventrikulographie erzielten Ergebnisse. Auch die EDV-Änderung des linken Ventrikels in der zitierten Arbeit [77] ist mit den eigenen Ergebnissen vergleichbar [89]. Delius et al. [29] fanden nach β-Blockade ebenfalls eine EF-Abnahme in Ruhe, die sowohl auf eine generalisierte als auch regionale Verringerung der systolischen Wandbewegung zurückzuführen war. Vergleichbare Ergebnisse wurden von Simon et al. [136] mitgeteilt. Nach diesen Autoren scheint die Wirkung der β-Blocker bei Patienten mit KHK nicht nur in einer O_2-Einsparung durch Reduktion der HF und Kontraktilität zu bestehen; bei einigen Patienten dürfte vielmehr eine homogenere Durchblutung von minderperfundierten Myokardregionen eine Rolle spielen. Shubrooks et al. [133] berichteten ebenfalls über eine geringe Reduktion der globalen und regionalen linksventrikulären Ruhefunktion nach intravenöser Gabe von Propranolol bei Patienten mit KHK; die Untersuchungen ergaben eine signifikante EF-Abnahme von 57% auf 50%. Radionuklidventrikulographische Untersuchungen über die akute Wirkung einer β-Blockade wurden von Borer et

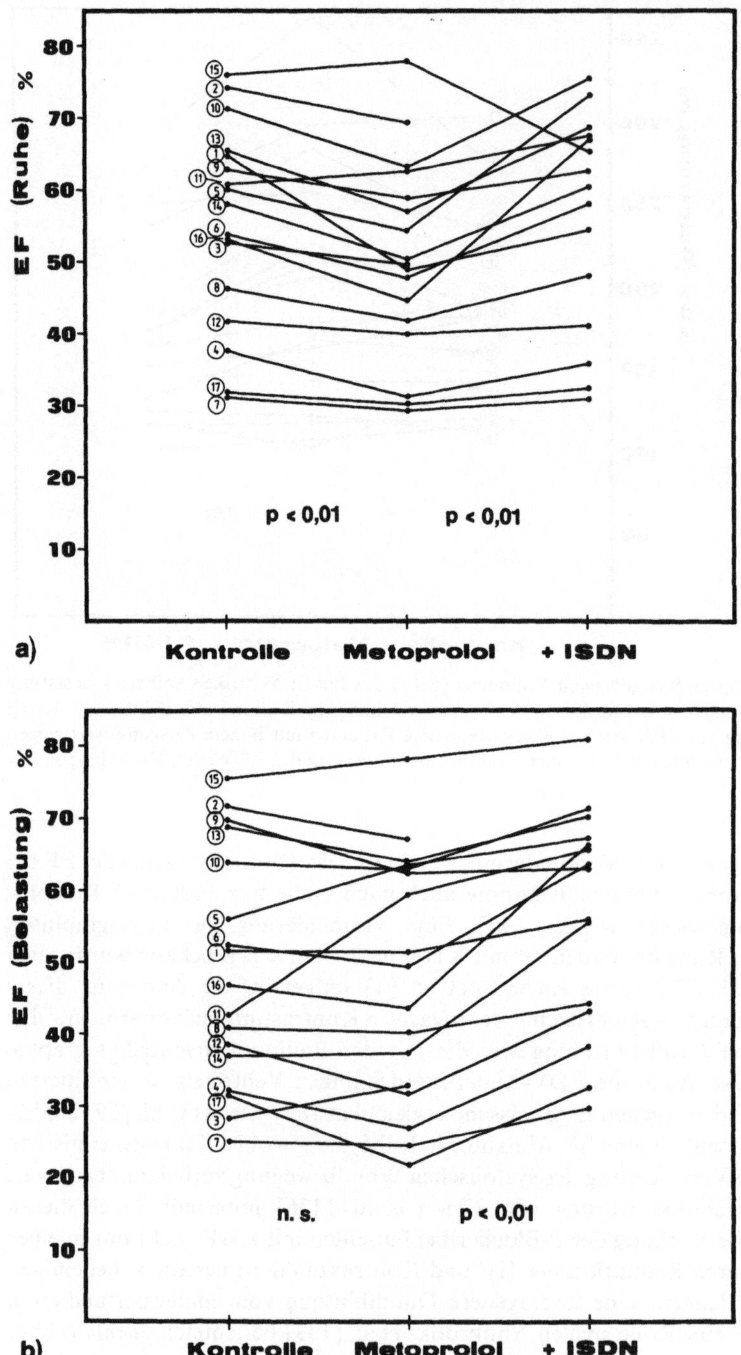
EF (Ruhe) %
80
70
60
50
40
30
20
10
p < 0,01
p < 0,01
a)
Kontrolle
Metoprolol
+ ISDN
EF (Belastung) %
80
70
60
50
40
30
20
10
n. s.
p < 0,01
b)
Kontrolle
Metoprolol
+ ISDN

al. [16] durchgeführt. Sie berichteten über eine Abnahme der Ruhe-EF von 57% auf 51% bei Patienten mit KHK.

Die Wirkung einer akuten β-Rezeptorenblockade auf die linksventrikuläre Funktion unterscheidet sich möglicherweise von der nach oraler Dauertherapie. Die bekannte Tatsache eines protrahiert einsetzenden antihypertensiven Effekts dieser Substanzgruppe weist bereits auf eine mögliche Modifikation auch der Ventrikelfunktion nach längerdauernder Einnahme hin. So könnte die Blutdrucksenkung unter β-Blockertherapie über eine Senkung der Nachlast (Afterload) zu einer Besserung der initial reduzierten Pumpfunktion führen [52]. So fanden Reduto et al. [110] keine Unterschiede der globalen und regionalen linksventrikulären Funktion bei Koronarpatienten während Lanzeittherapie mit Propranolol im Vergleich zu den Untersuchungen nach Absetzen der β-Blockade. Auch die Untersuchungen von Marshall et al [84] ergaben keine signifikanten Unterschiede der linksventrikulären Ruhefunktion von Patienten mit KHK vor und nach oraler Therapie mit Propranolol. Battler et al. [9] berichteten über die Wirkung einer chronischen oralen Applikation von Propranolol (120 bis 400 mg/Tag) auf die globale linksventrikuläre Funktion bei Patienten mit KHK. Sie fanden einen nur geringen, nicht signifikanten Abfall der Ruhe-EF von 57% auf 55%. Wisenberg et al. [157] fanden weder bei Gesunden noch bei Patienten mit KHK eine signifikante EF-Änderung nach oraler Dauertherapie mit Propranolol. Die nach akuter β-Blockade zu erwartende geringe EF-Reduktion in Ruhe dürfte daher bei Anginapectoris-Patienten von untergeordneter klinischer Relevanz sein. Anpassungsvorgänge der Hämodynamik nach längerdauernder Verabreichung scheinen die unerwüschten akuten Effekte zu kompensieren. Allerdings liegen keine ausreichenden Untersuchungen über die β-Blockerwirkung bei schwer vorgeschädigten Herzen vor. Der Ausfall von kontraktilem Gewebe nach Myokardinfarkt führt zu einem funktionell minderwertigen Ersatz von Herzmuskel durch Narbengewebe. Auch das normal perfundierte Restmyokard kann mit der Zeit überfordert werden und in eine Utilisationsinsuffizienz übergehen [117]. In diesem Stadium kommt es zu einer Zunahme des EDV und des LVFP, um die Beeinträchtigung der Kontraktion zu kompensieren und zumindest in Ruhe ein ausreichendes SV zu fördern. Bei diesen Patienten mit initial stark reduzierter EF und bereits in Ruhe vergrößertem EDV könnte sich auch eine nur geringe weitere EF-Verminderung ungünstig auswirken.

Mitteilungen über die β-Blockerwirkung auf die linksventrikuläre Dynamik während Belastung bei Kreislaufgesunden weisen auf eine mäßige Reduktion der Ventrikelfunktion hin: radionuklidventrikulographische Untersuchungen an Kreislaufgesunden

◀

Abb. 16a, b. Linksventrikuläre Auswurffraktion (*EF*) in Ruhe (**a**) und während Belastung (**b**) im Kontrollversuch, nach Metoprolol und nach zusätzlicher Gabe von ISDN.
Abnahme der EF nach β-Blockade in Ruhe unabhängig vom Ausgangswert. Nach zusätzlicher Nitrattherapie nimmt die Ruhe-EF wieder deutlich zu; gegenüber dem Kontrollwert besteht kein signifikanter Unterschied (**a**).
Die Belastungs-EF kann nach β-Blockade sowohl zunehmen als auch abnehmen; eine Zunahme der EF nach Metoprolol geht zumeist mit einer deutlichen Rückbildung der Ischämiezeichen einher. Bei Patienten mit schwerer linksventrikulärer Vorschädigung (Patienten ④, ⑦, ⑰) ist eine weitere Abnahme der linksventrikulären EF nachweisbar.
Nach zusätzlicher Gabe von ISDN deutliche Zunahme des Belastungswerts der EF gegenüber alleiniger β-Blockade bei allen Patienten. Die Zunahme der EF nach ISDN ist auch gegenüber der Kontrollbelastung signifikant (**b**)

[104] ergaben eine Reduktion der Auswurffraktion nach β-Blockade während derselben Belastungsstufe wie im Kontrollversuch um 11%. Zu ähnlichen Ergebnissen kamen Sorensen et al. [140]. Marshall et al. [84] fanden erst bei sehr hoch dosiertem oralen Propranolol eine signifikante Reduktion der Belastungs-EF von Kreislaufgesunden.

Im Gegensatz zu den geringen und relativ uniformen Änderungen der Ruhefunktion müssen die Auswirkungen einer β-Blockade auf die Belastungsfunktion von Koronarkranken differenziert betrachtet werden. Die in der Literatur vorliegenden Mitteilungen zu dieser Frage sind widersprüchlich. Trotz Zunahme der Belastungstoleranz fanden Frishman et al. [43] eine Abnahme der nichtinvasiv gemessenen linksventrikulären Funktion (Echokardiographie und systolische Zeitintervalle) unter steigenden Dosen von Propranolol. Borer et al. [16] untersuchten die Belastungsfunktion des linken Ventrikels von Koronarpatienten mit Hilfe der Radionuklidventrikulographie vor und nach intravenöser β-Blockade. Während der Kontrollbelastung war die EF 45% und nahm nach β-Blockade signifikant auf 42% ab, obwohl sich die subjektiven Beschwerden besserten. In der Studie von Battler et al. [9] dagegen war unter oraler Propranololtherapie die globale EF während Belastung deutlich höher (63%) als ohne β-Blockade (53%). Weitere Belastungsuntersuchungen mit vergleichbaren Methoden ergaben teils signifikante [84], teils nichtsignifikante [157] EF-Zunahmen nach oraler β-Blockade. Interessante Unterschiede innerhalb einer Gruppe von 12 Patienten mit KHK bezüglich ihrer Reaktion auf eine β-Blockade wurden von Rainwater et al. [108] mitgeteilt: Während Koronarpatienten ohne abgelaufenen Myokardinfarkt eine deutliche Zunahme ihrer Belastungs-EF nach β-Blockade aufwiesen, änderte sich die Belastungsfunktion bei der Untergruppe mit Myokardinfarkt nach oraler Gabe von 40 mg Propranolol nicht. Auch in der Arbeit von Marshall et al. [84] werden stark variable Wirkungen von oralem Propranolol auf die linksventrikuläre Belastungsfunktion von Patienten mit KHK mitgeteilt. Abbildung 16 b zeigt, daß der Belastungswert der EF nach β-Blockade sowohl zunehmen als auch abnehmen kann und daß im Mittel bei dem von uns untersuchten Patientenkollektiv keine signifikante Änderung der Belastungsfunktion daraus resultiert. Im Einzelfall ist das Ausmaß der Funktionsänderung nach β-Blockade abhängig vom Schweregrad der Ischämie während der Kontrollbelastung und von der Ruhefunktion des linken Ventrikels. Dies zeigt sich, wenn man die EF-Abnahme unter Belastung als Ischämieindikator betrachtet ($\triangle$ EF Ruhe— Belastung) und dem EF-Verhalten während Belastung vor und nach β-Blockade (als Differenz der absoluten Werte) gegenübergestellt (Abb. 17): Mit Zunahme der ischämischen Dysfunktion ist mit einer Besserung der globalen linksventrikulären Funktion während Belastung nach β-Blockade zu rechnen. Dabei fällt auf, daß eine Besserung der Belastungsfunktion nur dann eintritt, wenn die Ruhe-EF noch annähernd im Normbereich (über 50%) liegt. Patienten mit bereits in Ruhe eingeschränkter Myokardfunktion zeigen keine Zunahme der Belastungs-EF nach β-Blockade oder bei schwerer Vorschädigung sogar eine Abnahme der globalen Ventrikelfunktion. Eine positive Korrelation zwischen dem Ausmaß der Ischämie und dem Verhalten der EF nach Metoprolol ergibt sich auch, wenn die ST-Senkung während der Kontrollbelastung als Ischämieindikator herangezogen wird. Diese Gesetzmäßigkeit wird weiter unterstrichen, wenn das Verhalten der regionalen Ventrikelfunktion vor und nach β-Blockade quantitativ analysiert wird: Je stärker sich die segmentale ischämische Dysfunktion unter Belastung auswirkt, desto wahrscheinlicher ist eine Besserung der

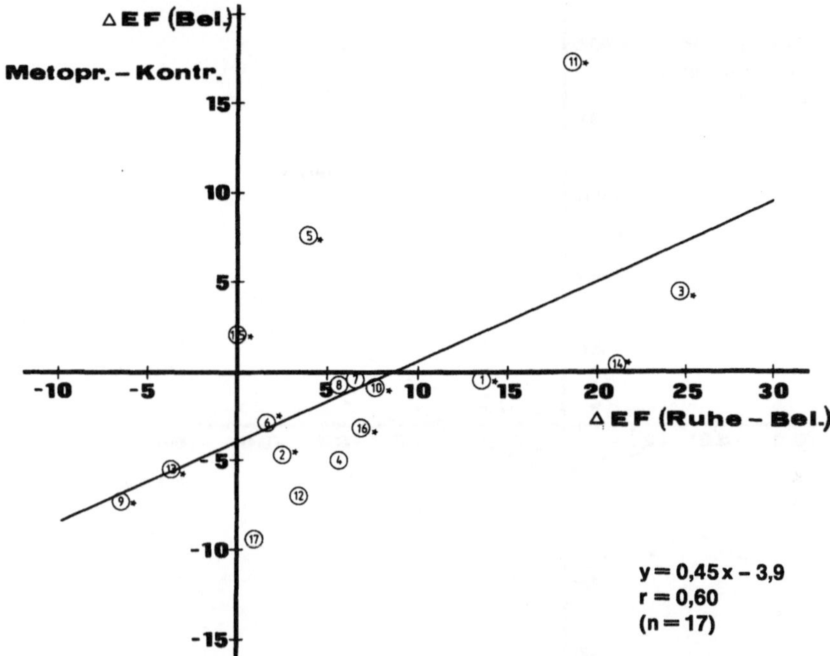

Abb. 17. Beziehung zwischen der Abnahme der Auswurffraktion im Kontrollversuch (als Differenz zwischen Ruhe- und Belastungswert $\triangle EF$) und dem Verhalten der Belastungs-EF nach β-Blockade (als Differenz zwischen Metoprolol und Kontrollwert) bei 17 Patienten mit KHK.
*Patienten mit Ruhe-EF > 50%.
Mit Zunahme der ischämischen Dysfunktion ist im Durchschnitt mit einer Besserung der globalen Funktion während Belastung nach β-Blockade zu rechnen.

segmentalen Funktion in den zuvor ischämischen Arealen nach β-Blockade (Abb. 18). So zeigen Segmente mit einer ischämischen Funktionseinbuße bei Kontrollbelastung nach β-Blockade eine Amplitudenzunahme, während Segmente mit normaler oder kompensatorisch verstärkter Kontraktion eine Amplitudenreduktion erfahren. Dieses Verhalten läßt sich auch am einzelnen Ventrikel demonstrieren, wenn die belastungsinduzierte Ischämie zu einer regional beschränkten Funktionsstörung führt; lediglich in den ischämischen Arealen kommt es zu einer Funktionsverbesserung, die normal kontraktilen Myokardanteile erfahren durch die β-Blockade eine Amplitudenreduktion (s. Abb. 19 a, b sowie 28 a und 29 a). Damit wird verständlich, daß die Abnahme der Ischämiezeichen nach β-Blockade nicht in jedem Fall mit einer Besserung der globalen Funktionsparameter einhergeht. Die globale EF und die linksventrikulären Füllungsdrücke bleiben im Durchschnitt gegenüber der Kontrollbelastung unverändert, obwohl die Angina-pectoris-Symptomatik und die ST-Streckensenkungen signifikant abnehmen.
Zu ähnlichen Schlußfolgerungen kamen Marshall et al. [84], die bei Patienten mit einem pathologischen EF-Abfall während der Kontrollbelastung i. allg. eine Besserung der Ventrikelfunktion nach β-Blockade nachweisen konnten. Bei Patienten mit gesicherter KHK, jedoch normaler EF-Zunahme während der Kontrollbelastung war nach β-

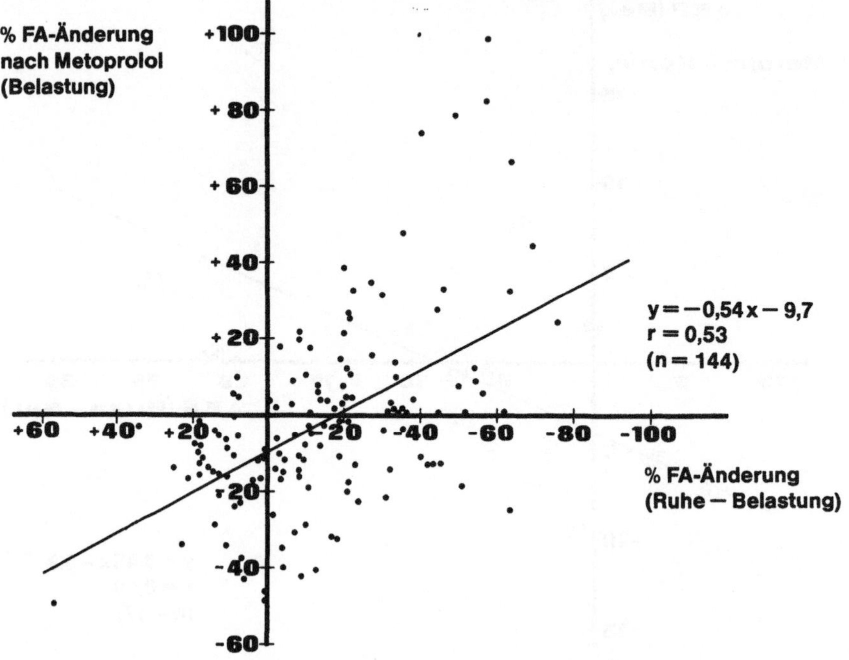

Abb. 18. Beziehung zwischen prozentualer Änderung der segmentalen Kontraktion (ausgedrückt als Fourier-Amplitude, *FA*) während der Kontrollbelastung und prozentualer Änderung des Belastungswerts nach Metoprolol. — Je stärker die ischämische Dysfunktion in einem Segment bei Belastung ist, desto wahrscheinlicher ist nach β-Blockade mit einer Besserung der Belastungsfunktion zu rechnen.

Blockade eine Tendenz zu einer EF-Abnahme zu verzeichnen. Die Ergebnisse dieser Arbeitsgruppe [84] sind im wesentlichen mit den eigenen Befunden vereinbar. Sie bestätigen tierexperimentelle Untersuchungen von Kumada et al. [70], die eine signifikante Reduktion der segmentalen Verkürzung sowohl der ischämischen wie der normal perfundierten Myokardareale nach β-Blockade in Ruhe beschrieben; hingegen war während Belastung die schwere Funktionsstörung in den ischämischen Segmenten nach β-Blockade deutlich gebessert, während die normal perfundierten Segmente nach β-Blockade im Vergleich zur Kontrollbelastung eine Funktionsminderung zeigten. Neuerdings wurde auch von Pfisterer et al. [103] mit hämodynamischen und radionuklidventrikulographischen Untersuchungen dieses Konzept bei Koronarkranken bestätigt; demnach kontrahieren sich ischämische Areale nach intravenöser Gabe von Metoprolol besser, während am nichtischämischen Myokard eine Reduktion der regionalen Wandbewegungen nach β-Blockade nachweisbar ist.
Diese differenzierte Betrachtung der segmentalen Motilität zeigt, daß Richtung und Ausmaß der Funktionsänderung nach β-Blockade vom Schweregrad der regionalen Ischämie abhängig sind. Die Wirkung der β-Rezeptorenblocker ist damit an das Vorhandensein von vitalem Myokard gebunden. Eine globale Funktionsverbesserung nach β-Blockade ist dann zu erwarten, wenn größere Myokardareale in die ischämische Dysfunktion einbezogen sind. Bei Überwiegen von normal perfundiertem Myokard gegenüber dem ischämischen Anteil ist hingegen — trotz Besserung der regionalen

ischämiebedingten Motilitätsstörung — nicht mit einer globalen Funktionszunahme zu rechnen. Bei schwer geschädigten Ventrikeln mit großen Narbenbezirken und bereits in Ruhe deutlich eingeschränkter Globalfunktion muß das Restmyokard den Ausfall von kontraktilem Gewebe kompensieren. In diesem Fall können die β-Blocker, jedenfalls bei alleiniger Anwendung, zu einer weiteren Verschlechterung der globalen Ventrikelfunktion führen, besonders wenn die Ischämiezeichen nur gering sind oder fehlen. Diese Befunde dürften dazu beitragen, die kontroversen Meinungen über die Beeinflussung der linksventrikulären Funktion durch β-Blockade zu erklären. Sie bestätigen weitgehend die tierexperimentellen Untersuchungen aus dem Arbeitskreis um J. Ross jr. [70].

Das unterschiedliche Verhalten der globalen und regionalen Ventrikelfunktion nach β-Blockade unter Belastung dürfte damit zu erklären sein, daß mehrere Determinanten der Ventrikeldynamik gegensinnige Änderungen erfahren. Einerseits führt die β-Blockade zu einer deutlichen HF-Reduktion, die nicht nur den O_2-Bedarf vermindert, sondern über die Verlängerung der Diastolendauer auch eine Perfusionssteigerung in minderdurchbluteten Arealen ermöglicht [70, 152]. Die v.a. während Belastung deutliche Reduktion des systolischen Blutdrucks dürfte über eine Verminderung der Nachlast zu einer weiteren Verminderung des Energiebedarfs und zugleich zu einer günstigen Beeinflussung der linksventrikulären Auswurfleistung führen. Zusätzlich trägt die nach β-Blockade zu erwartende Reduktion der Kontraktilität [62, 70, 114, 152] zur Reduktion des O_2-Bedarfs bei. Die günstigere Energiebilanz in den ischämischen Segmenten dürfte so entscheidend an der Besserung der regionalen Motilität beteiligt sein. Es wäre denkbar, daß die Zunahme des Bewegungsumfangs in den zuvor asynergen Segmenten selbst zu einer Erhöhung des O_2-Bedarfs führen könnte; dieser Faktor, selbst wenn er eine Rolle spielen sollte, wird jedoch durch die anderen energiesparenden Mechanismen überspielt [70]. Andererseits wird der kontraktilitätshemmende Effekt der β-Blocker v.a. am nichtischämischen Myokard wirksam und kann in manchen Fällen zu einer Aktivierung des Frank-Starling-Mechanismus führen [94]. In diesem Fall steigert das mit einer verminderten Kontraktilität arbeitende Herz seine Auswurfleistung über eine vermehrte Vordehnung, was sich als Erhöhung des Füllungsdrucks und Füllungsvolumens beider Ventrikel auswirkt. Die vermehrte Muskelfaservordehnung könnte sich nicht nur ungünstig auf die myokardiale Gesamtwandspannung auswirken, sondern auch die Durchblutungsverteilung zwischen endokard- und epikardnahen Wandschichten beeinträchtigen und die myokardiale Komponente des Koronarwiderstands erhöhen [6, 158]. Auch wenn die Parameter für die Vorlast (PCP und linksventrikuläres EDV) keine signifikante Änderung nach β-Blockade erfahren, so ist doch eine Preloaderhöhung im Einzelfall nicht auszuschließen [29, 76]. Das Ausmaß des β-Blockereffekts auf diese z. T. gegensinnig wirksamen Faktoren, zusammen mit der individuellen Ausgangssituation, dürfte für die Beeinflussung der meßbaren Parameter und für den Nettoeffekt ausschlaggebend sein [77].
Aus dem Verhalten der hämodynamischen und ventrikeldynamischen Parameter nach β-Blockade kann auf eine erhebliche Verminderung des myokardialen O_2-Bedarfs bei Patienten mit KHK geschlossen werden. Dies ist v.a. auf eine deutliche Senkung der Kontraktilität, des systolischen Blutdrucks und der HF bei sonst weitgehend unveränderten Determinanten des myokardialen Energiebedarfs zurückzuführen. Richtung und Ausmaß der regionalen und globalen Funktionsänderung bei β-Blockade sind vom Schweregrad der ischämischen Dysfunktion abhängig. Eine Funktionsverbesserung ist

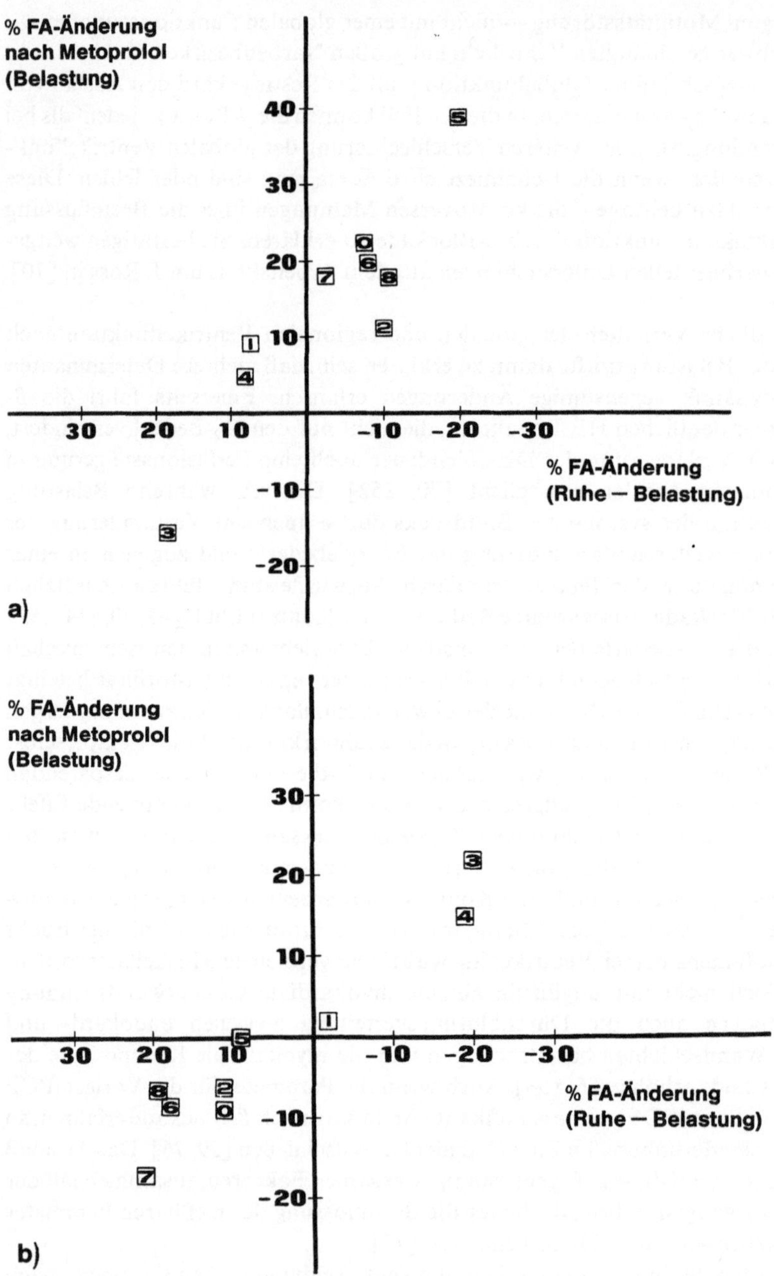

Abb. 19 a, b. Beziehung zwischen prozentualer Änderung der segmentalen Kontraktion (ausgedrückt als Fourier-Amplitude, *FA*) während der Kontrollbelastung und prozentualer Änderung des Belastungswerts nach Metoprolol.
Patientin (Nr. 5) mit nur geringer Reduktion der globalen Auswurffraktion von 60% in Ruhe auf 56% während Belastung **(a)**.
Patient (Nr. 15) mit identischer Auswurffraktion in Ruhe und während Belastung **(b)**.
Das Verhalten der Segmente Nr. 0 bis 8 während der Kontrollbelastung und der Effekt der β-Blockade auf die Belastungsfunktion sind dargestellt: Segmente mit einer ischämischen Dysfunktion zeigen nach β-Blockade eine Amplitudenzunahme, während Segmente mit normaler oder kompensatorisch verstärkter Kontraktion eine Amplitudenreduktion erfahren

insbesondere dann zu erwarten, wenn bei normaler oder annähernd normaler Ruhefunktion größere Myokardareale in die belastungsinduzierte Dysfunktion einbezogen
sind. Entsprechend ihrem Wirkungsmechanismus sind bei Patienten mit ausgedehnten
Infarkten bei nur noch wenig funktionstüchtigem Restmyokard die Angriffspunkte der
β-Blockade begrenzt; die Therapie muß daher bei solchen Patienten mit großer Umsicht
durchgeführt werden, um keine kritische Funktionsminderung des linken Ventrikels zu
induzieren.

4 Der Einfluß einer Kombination von β-adrenerger Blockade und Nitraten

4.1 Pathophysiologische Grundlagen

Seit über 100 Jahren werden Nitroglyzerin und andere Nitroverbindungen erfolgreich beim Angina-pectoris-Anfall eingesetzt [20]. Die ersten Behandlungsversuche beruhten auf einem Analogieschluß: Die günstige Wirkung des Aderlasses und des damit einhergehenden Blutdruckabfalls beim Angina-pectoris-Anfall wurde mit der Kenntnis über die hypotensive Wirkung der Salpetersäureester in Verbindung gebracht. Damit wurde ein auch heute noch aktuelles therapeutisches Prinzip realisiert, nämlich die hämodynamische Entlastung des Herzens durch eine Verminderung des zentralen Blutvolumens.

In der Zwischenzeit liegen konkrete Kenntnisse über den Wirkungsmechanismus der Nitrate vor, die sich mit den Vorstellungen über die den myokardialen Sauerstoffverbrauch bestimmenden Faktoren gut in Einklang bringen lassen. Unter den möglichen Wegen, eine O_2-Einsparung am Herzmuskel zu erreichen (Senkung der myokardialen Wandspannung; HF-Reduktion; Kontraktilitätsabnahme) kommt der Verminderung einer erhöhten Wandspannung über die Druck- und Volumenentlastung des Ventrikels besondere Bedeutung zu. Diese Größe ist nicht nur eine der wesentlichsten Determinanten des O_2-Bedarfs, sondern stellt darüber hinaus eine für die Durchblutung minderperfundierter Myokardareale wichtige Variable dar [60]. Nach der Formel $T = \dfrac{p \cdot r}{2\,d}$ (s. 2.1) geht der linksventrikuläre enddiastolische Druck p — und parallel dazu PCP und PAP — als wesentlicher Faktor in die Größe der myokardialen Wandspannung während der Diastole ein. Diese Werte zeigen bei Koronarkranken während Belastung eine charakteristische Erhöhung, oft auf das Mehrfache des Ruhewerts (s. 2.2.2). Dieses Verhalten ist direkte Folge des für die KHK typischen Mißverhältnisses zwischen O_2-Angebot und O_2-Bedarf. Die Zunahme der Wandspannung ist nicht nur eine hämodynamische Konsequenz der Myokardischämie, sondern sie bewirkt über eine Umverteilung des Blutes aus den Innenschichten in die Außenschichten des Myokards eine weitere Verschlechterung der O_2-Versorgung der subendokardialen Wandschichten im Sinne eines Circulus vitiosus [6].

Eine Senkung der Wandspannung und damit die Durchbrechung des Circulus vitiosus kann über eine Änderung der Variablen intraventrikulärer Druck und intraventrikuläres Volumen erfolgen, während die Wanddicke kurzfristig keinen wesentlichen Änderungen unterliegt. Der intraventrikuläre systolische Druck läßt sich über eine Senkung des arteriellen Drucks reduzieren, was bei konstantem Ventrikelradius zu einer Abnahme des systolischen Wandspannungsintegrals führt. Eine Verkleinerung des

Ventrikelradius kommt durch eine Abnahme des Füllungsvolumens zustande, was mit einer Reduktion des Füllungsdrucks einhergeht; auch ohne Senkung des systemischen Drucks kann somit eine Wandspannungsreduktion erfolgen.

Die Nitrate und nitratähnliche Substanzen senken die Wandspannung primär über eine Verminderung des venösen Rückstroms und damit Reduktion des Füllungsvolumens mit konsekutiver Verkleinerung des Ventrikelradius und des Füllungsdrucks [100]. Dieser Mechanismus dürfte für die antianginöse Wirkung der Nitrate die wichtigste Rolle spielen. Auch die metabolischen Folgen einer Myokardischämie, nämlich die myokardiale Laktatproduktion als Indikator für eine anaerobe Glykolyse, werden durch Nitrate günstig beeinflußt [71].

4.2 Hämodynamische Veränderungen unter β-Blockade und Nitraten

Nitrate führen in Ruhe zu einer weiteren Reduktion des bereits durch die β-Blockade verminderten HZV (Abb. 20). Diese auch von anderen Untersuchern gemachte Beobachtung [53, 76] ist auf die verminderte diastolische Füllung des linken Ventrikels mit konsekutiver SV-Reduktion zurückzuführen, die auch durch die geringe Erhöhung

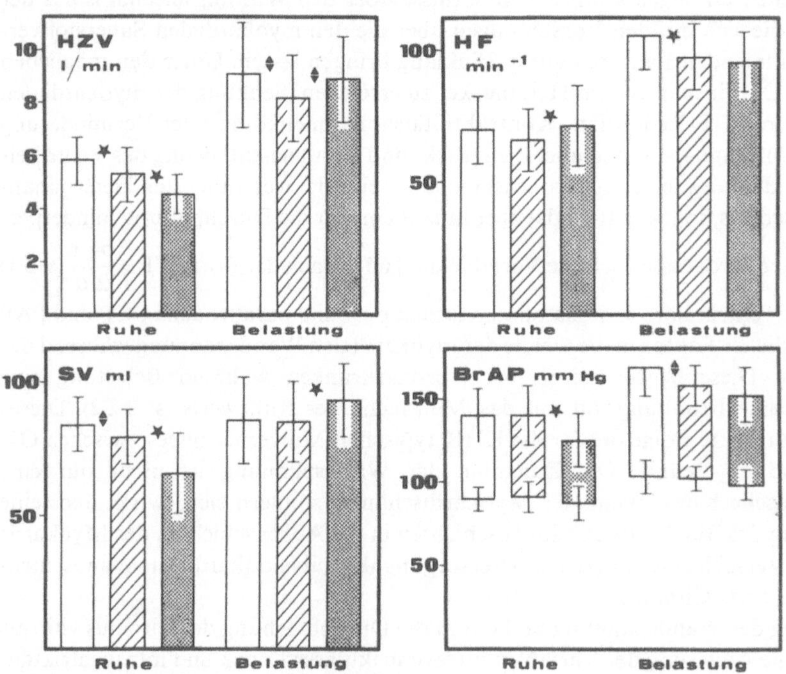

Abb. 20. Verhalten des Herzzeitvolumens (*HZV*), der Herzfrequenz (*HF*), des Schlagvolumens (*SV*) sowie des Brachialarteriendrucks (*BrAP*) in Ruhe und während Belastung im Kontrollversuch (□), nach β-Blockade (▨), und nach zusätzlicher Gabe von ISDN (▨).
Signifikante Änderungen: ◆ p < 0,05; ★ p < 0,01

der Ruhe-HF nicht zu kompensieren ist. Bei Herzkranken ist das Verhalten des HZV unter Vasodilatatoren stark von der Höhe des initialen Füllungsdrucks abhängig [18, 26]. Die Höhe der Ruhepumpleistung nach Vasodilatatoren hängt ferner von den Interaktionen auf die arteriellen Widerstandsgefäße einerseits und die venösen Kapazitätsgefäße andererseits ab. Substanzen mit überwiegend venösem Angriffspunkt, wie das Isosorbiddinitrat (ISDN), führen bei Gesunden und bei Herzpatienten mit normalem Füllungsdruck zu einer HZV-Abnahme in Ruhe [26].

Während die Pumpleistung des Herzens in Ruhe abnimmt, steigt das durch β-Blockade verminderte Belastungs-HZV nach ISDN wieder an (Abb. 11, 20). Diese Zunahme ist ausschließlich Folge einer deutlichen Erhöhung des SV, da die β-Blocker-induzierte Frequenzreduktion auch nach ISDN erhalten bleibt (Abb. 12, 20). Die Ursachen für die Verbesserung der Pumpfunktion während Belastung unter β-Blockern und Nitraten werden unter 4.3 ausführlich diskutiert.

Untersuchungen des Füllungsvolumens des linken Ventrikels nach Nitraten wurden bisher bei Koronarkranken aus methodischen Gründen ausschließlich in Ruhe durchgeführt [113, 138]. Durch simultane Bestimmung des SV mit der Thermodilutionsmethode und der EF mit der Radionuklidventrikulographie ist eine Volumenbestimmung unter verschiedenen Bedingungen wiederholt durchführbar [89, 96]. Bei den von uns untersuchten Patienten nahm das EDV in Ruhe nach 10 mg ISDN gegenüber dem Ausgangswert um 36 ml ab, gegenüber der alleinigen β-Blockade um 45 ml. Während Belastung war die Volumenreduktion mit 12 ml gegenüber dem Ausgangswert und 21 ml gegenüber alleiniger β-Blockade weniger ausgeprägt, jedoch sind alle Werte signifikant (Abb. 14, 15).

Der LVFP nimmt bereits in Ruhe sowohl gegenüber dem Ausgangswert als auch gegenüber alleiniger β-Blockade deutlich ab. Die Füllungsdruckreduktion während Belastung kann gegenüber dem Ausgangswert und gegenüber β-Blockade allein in vielen Fällen zu einer weitgehenden Normalisierung der Hämodynamik führen (Abb. 13, 21). Der Druckabfall ist unabhängig vom Ausgangswert bei allen Patienten nachweisbar und führt konsekutiv zu einer PAP-Reduktion.

Der rechtsatriale Druck als Maß für den rechtsventrikulären Füllungsdruck verhält sich gleichsinnig mit dem LVFP und nimmt sowohl in Ruhe als auch während Belastung stark ab. Damit ist auch für den rechten Ventrikel eine Verminderung von Preload und Afterload nach Nitraten nachweisbar (Abb. 22).

Vergleichbare Änderungen der Belastungshämodynamik wurden von Lichtlen et al. mitgeteilt: Die Zunahme des linksventrikulären enddiastolischen Drucks unter Belastung war nach Nitroglyzerin trotz β-Blockade signifikant geringer, während das HZV unter β-Blockade wie unter zusätzlicher Nitroglyzerinapplikation in gleicher Weise reduziert wurde [76]. Auch Lecerof u. Malmborg [72] fanden eine PCP- und PAP-Abnahme nach Nitroglyzerin und β-Blockade auf normale Werte. In der Studie von Wiener et al. [155] führte die Kombination von Propranolol und Nitroglyzerin ebenfalls zu einer Besserung der linksventrikulären Funktion bei gleichzeitiger LVFP-Reduktion.

Bei der korrelativen Darstellung des HZV während Belastung und des zugehörigen Füllungsdrucks (Abb. 23) vor und nach Therapie mit β-Blockern und Nitraten wird die Beziehung zwischen Pumpleistung und Muskelfaservordehnung approximativ beschrieben. Es ist ersichtlich, daß die ausgeprägte Füllungsdruckreduktion nach kombinierter Verabreichung beider Medikamente unter Belastung im Durchschnitt zu

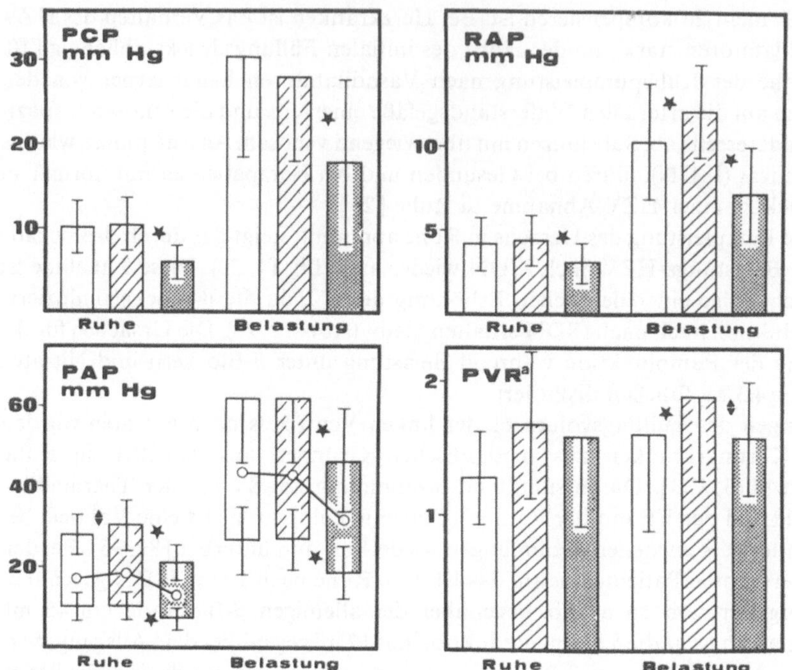

Abb. 21. Verhalten des Pulmonalkapillardrucks (*PCP*), des rechtsatrialen Mitteldrucks (*RAP*), des Pulmonalarteriendrucks (*PAP*) sowie des pulmonal-vaskulären Widerstands (*PVR*ᵃ) in Ruhe und während Belastung.
□ Kontrollversuch,
▨ nach β-Blockade,
▩ nach zusätzlicher Gabe von ISDN.
Signifikante Änderungen: ♦ $<0,05$; ★ $<0,01$

ᵃ Hier in Wood-Einheiten angegeben (1 Wood-E. = 80 dyn·s·cm^{-5}).

keiner HZV-Abnahme führt. Beim Vergleich der Ruhe- und Belastungswerte für das HZV (s. Abb. 24a) und des SV (s. Abb. 24b) in Relation zum Füllungsdruck wird die Verschiebung der linksventrikulären Funktionskurve deutlich: Bei wesentlich niedrigeren Ausgangswerten nimmt bei einer gegebenen LVFP-Zunahme das HZV bzw. das SV nach Nitraten stärker zu als im Kontrollversuch und nach β-Blockade allein. Die linksventrikuläre Funktionskurve verläuft steiler und ist nach links verschoben. Dieselbe Änderung der linksventrikulären Pumpfunktion wird deutlich, wenn statt des Füllungsdrucks das EDV als Maß für die Vordehnung herangezogen wird. Auch hier zeigt sich die verbesserte Hämodynamik in einem steileren und nach links verlagerten Kurvenverlauf.

Eine ischämiebedingte Mitralinsuffizienz als Folge einer Papillarmuskeldysfunktion ist wahrscheinlich während des Angina-pectoris-Anfalls relativ häufig [132]. Hinweise hierfür ergeben sich u. a. aus dem formalen Verlauf der PCP-Kurve mit starker Erhöhung der V-Wellenamplitude (Abb. 25). Das dargestellte Beispiel wurde während eines belastungsinduzierten Angina-pectoris-Anfalls registriert. Während nach β-Blockade bereits eine Reduktion der V-Wellenamplitude zu verzeichnen war, fiel nach ISDN

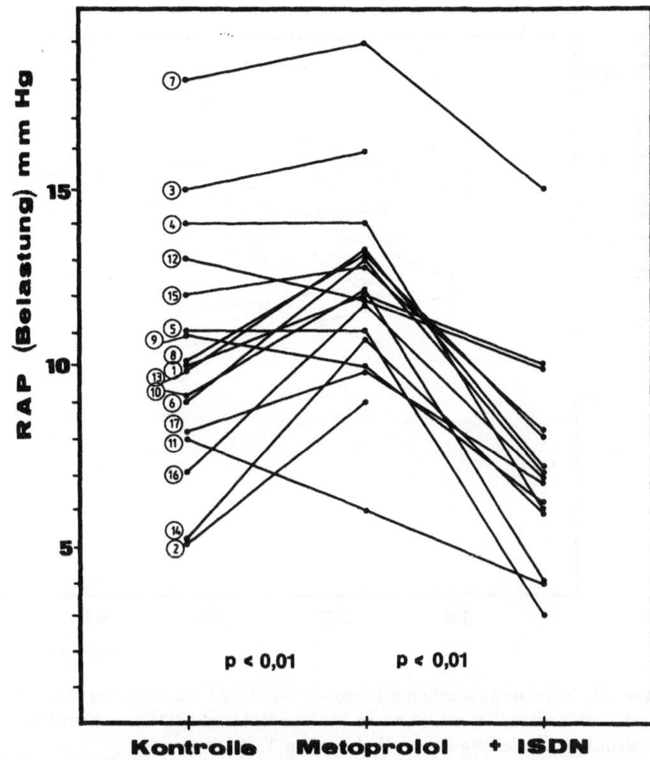

Abb. 22. Einzelwerte des rechtsatrialen Mitteldrucks (*RAP*) während Belastung im Kontrollversuch, nach Metoprolol und nach zusätzlicher Gabe von ISDN. — Uneinheitliches Verhalten nach Metoprolol, im Durchschnitt jedoch höhere RAP-Werte als während der Kontrollbelastung; gleichförmige Abnahme nach ISDN

der PCP auf normale Werte ab und die Amplitude der V-Welle zeigte keine Überhöhung mehr. Die Rückbildung einer ischämischen Mitralinsuffizienz dürfte auf eine Besserung der linksventrikulären Funktion nach Gabe von Nitraten schließen lassen.

Die Abnahme von Ventrikeldrücken und Volumina ist nicht ausschließlich Folge eines verminderten venösen Rückstroms, sondern z. T. auch über eine Senkung des Ausfluß-widerstands (Afterload) zu erklären [129]. Der arterielle Druck als Faktor der Nachbelastung wird nach Nitraten dosisabhängig reduziert [129, 144]. In eigenen Untersuchungen führte die sublinguale Applikation von 10 mg ISDN zu einer Abnahme des systolischen Ruheblutdrucks gegenüber dem Ausgangswert und gegenüber β-Blockade um je 11%. Bei Belastung betrug die Reduktion des systolischen Drucks 9% gegenüber dem Kontrollwert und 4% gegenüber dem Belastungsdruck nach β-Blockade (Abb. 20).

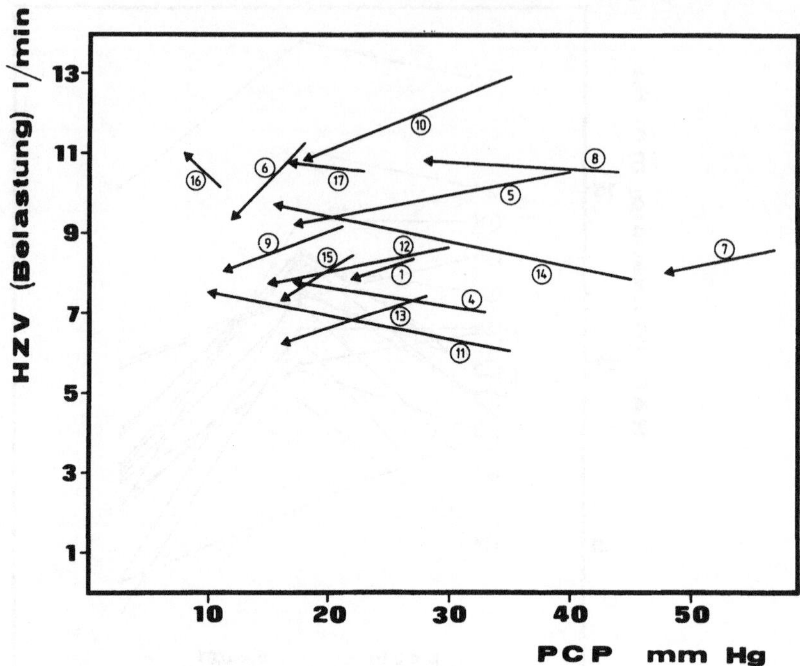

Abb. 23. Beziehung zwischen Füllungsdruck (*PCP*) und Herzzeitvolumen (*HZV*) während Belastung vor und nach kombinierter Gabe von Metoprolol und ISDN. — Deutliche Füllungsdruckreduktion ohne wesentliche Änderung des HZV bei allen 15 Patienten

4.3 Die globale und regionale linksventrikuläre Funktion unter β-adrenerger Blockade und Nitraten

Obwohl die Nitrate keinen [129] oder allenfalls geringen [144] direkten Einfluß auf die Kontraktilität ausüben, wird die Myokardfunktion verbessert. So kommt es nach ISDN zu einer Verbesserung der Ventrikeldynamik bereits in Ruhe. Dies zeigt sich z. B. in Form einer Zunahme der Auswurffraktion gegenüber alleiniger β-Blockade (Abb. 16 a). Noch deutlicher ist die Zunahme des Belastungswerts der EF nach ISDN-Applikation (Abb. 16 b). Die Verbesserung der Ventrikeldynamik wird aus der Beziehung zwischen EDV und EF weiter verdeutlicht (Abb. 26): Während die EF ohne Medikament und nach β-Blockade unter Belastung bei Zunahme des EDV abfällt, zeigt sich nach ISDN — bei wesentlich geringeren enddiastolischen Volumina — eine Tendenz zum Anstieg der EF [89, 96].
Auch bei Auswertung der qualitativen und quantitativen regionalen Parameter der Ventrikelfunktion ergibt sich eine Verbesserung der Motilität von asynergen Wandabschnitten nach Nitraten. Der Arbeitskreis um Helfant [55] konnte tierexperimentell eine Umkehr der durch Propranolol induzierten Myokarddepression mit Nitraten nachweisen. An Hunden, bei denen eine partielle Okklusion einer Koronararterie angelegt wurde, kam es erwartungsgemäß zu einer Abnahme der systolischen Verkürzung von

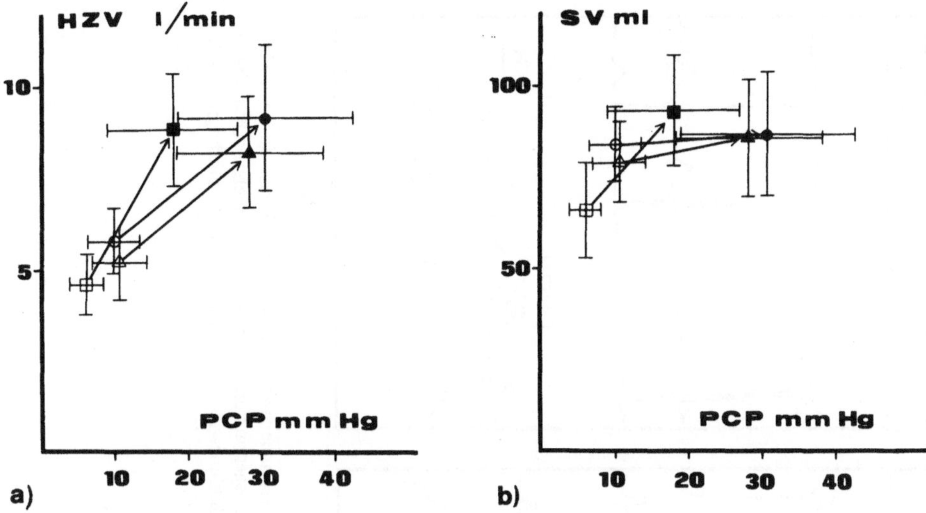

Abb. 24 a, b. Beziehung zwischen Pulmonalkapillardruck (*PCP*) und Herzzeitvolumen (*HZV*) bzw. Schlagvolumen (*SV*) in Ruhe (*offene Symbole*) und während Belastung (*geschlossene Symbole*).
O———● Kontrollversuch,
△———▲ nach Metoprolol,
□———■ nach ISDN.
Deutliche Linksverschiebung und Zunahme der Steigung der Kurve nach Metoprolol und ISDN

ischämischen Myokardsegmenten, die nach Propranolol noch akzentuiert wurde. Die zusätzliche Gabe von Nitroglyzerin führte hingegen zu einer Zunahme der segmentalen Verkürzung gegenüber dem Ausgangswert und gegenüber dem Wert nach β-Blockade allein. Auch die regionale Motilität der nichtischämischen Areale erfuhr durch Propranolol eine geringe Reduktion, die nach Nitroglyzerin wieder den Ausgangswert erreichte [55]. Die Möglichkeit einer Reversibilität von bereits in Ruhe bestehenden Asynergien bei der KHK des Menschen nach ISDN wurde von Simon et al. [137] beschrieben und zu der lokalen Durchblutung in Beziehung gesetzt. Danach ist eine Motilitätsstörung über einen weiten Bereich potentiell reversibel, nur hochgradige Einschränkungen der lokalen Durchblutung gehen i. allg. mit irreversiblen Asynergien einher. Über Belastungsuntersuchungen zur Bestimmung der globalen und regionalen linksventrikulären Funktion bei Patienten mit KHK vor und nach Nitroglyzerin berichteten 1978 Borer et al. [17]. Belastungsinduzierte linksventrikuläre Funktionsstörungen, die nach diesen Autoren auch bei Patienten ohne Angina pectoris nachweisbar waren, traten nach Nitroglyzerin weniger häufig auf oder normalisierten sich vollständig. Zu einer differenzierten Betrachtungsweise des Nitrateffekts auf das ischämische Myokard gelangten neuerdings Pfisterer et al. [103]. Sie konnten zeigen, daß Nitroglyzerin in ischämischen Segmenten eine deutliche Verbesserung der regionalen EF hervorruft, während normale, also nichtischämische Segmente keine signifikante Motilitätsänderung erfahren. Dasselbe gilt für irreversibel geschädigtes Myokard (Infarktnarben), das weder mit Nitroglyzerin noch mit Nifedipin und β-Blockade in seinem Bewegungsumfang beeinflußt werden konnte. Diese Befunde stimmen weitgehend mit eigenen Ergebnissen überein, die eine Zunahme des Bewegungsumfangs von ischämischen Myokardarealen nach ISDN gegenüber β-Blockade allein aufzeigen [89,

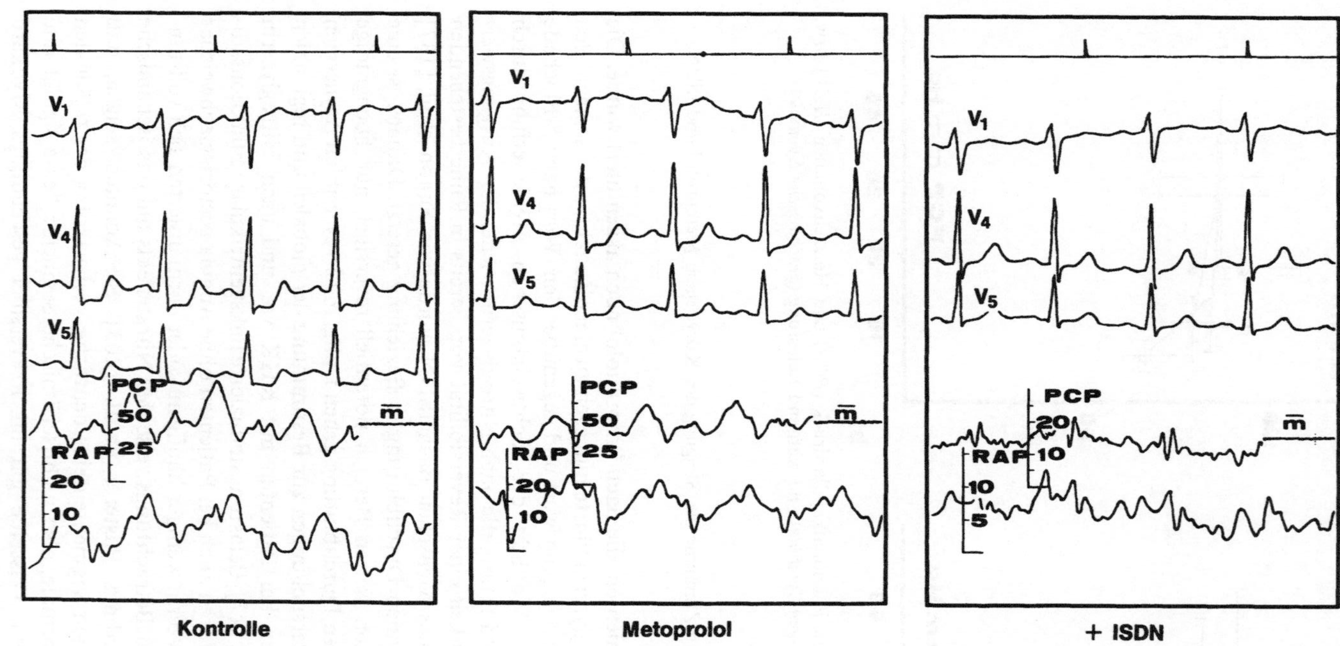

Abb. 25. EKG-Ableitungen V_1, V_4 und V_5 sowie *PCP* (Pulmonalkapillardruck) und *RAP* (rechtsatrialer Druck) während Belastung bei einem 44jährigen Patienten mit schwerer KHK. Ausgeprägte Ischämiezeichen mit Angina pectoris und ST-Senkung im Kontrollversuch. Die formalen Veränderungen der PCP-Kurve (Überhöhung der V-Wellen) sind vereinbar mit einer Mitralinsuffizienz, die nach Metoprolol weniger ausgeprägt und nach ISDN nicht mehr nachweisbar ist. Zugleich Rückbildung der klinischen und elektrokardiographischen Ischämiezeichen

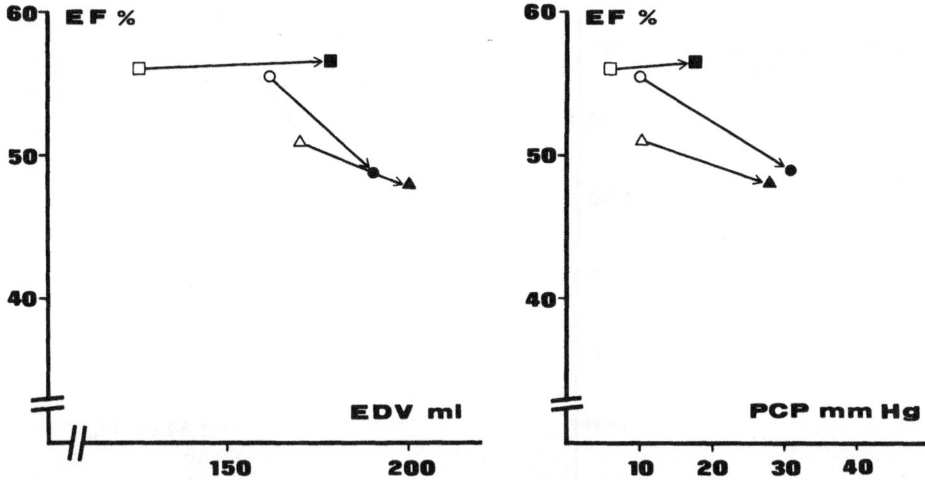

Abb. 26. Verhalten der Auswurffraktion (*EF*) in Ruhe und bei Belastung in Relation zur Vordehnung des linken Ventrikels (EDV = Füllungsvolumen; PCP = Füllungsdruck) während des Kontrollversuchs (○———●), nach β-Blockade (△———▲) und nach zusätzlicher Gabe von ISDN (□———■). Mittelwerte aller untersuchten Patienten. Deutliche Zunahme der EF für ein gegebenes EDV bzw. einen gegebenen PCP nach Behandlung mit β-Blockade und ISDN

96]. Diese Verbesserung läßt sich sowohl anhand der Amplitudenverteilung innerhalb des linken Ventrikels, als auch am Verhalten der Phasen nachweisen: So führt ISDN zu einer Aufhebung der β-Blocker-induzierten Motilitätsreduktion in Ruhe. Während Belastung nimmt nach ISDN die regionale linksventrikuläre Funktion bei den meisten Patienten sowohl gegenüber der Kontrollbelastung als auch gegenüber alleiniger β-Blockade deutlich zu. Die Verbesserung des Bewegungsumfangs nach ISDN während Belastung ist um so ausgeprägter, je stärker zuvor die belastungsinduzierte ischämische Funktionsstörung ohne Medikament war. Dies geht aus der Betrachtung der Amplitudenverteilung der szintigraphischen Bilder hervor (s. Abb. 28, 29) und läßt sich bei quantitativer regionaler Auswertung von 126 Segmenten als lineare Beziehung mit ziemlich straffer Korrelation formulieren: Abb. 27 zeigt diese enge Beziehung zwischen dem Ausmaß der ischämischen Dysfunktion und der zu erwartenden Besserung der Belastungsfunktion nach kombinierter Gabe von Metoprolol und ISDN. Aus der Darstellung geht ferner hervor, daß eine wesentliche Verschlechterung der regionalen Myokardfunktion nach dieser Kombination nicht zu erwarten ist und daß allenfalls Segmente mit zuvor normaler Funktion eine geringe Amplitudenreduktion erfahren.

Auch im Phasenbild läßt sich ein Effekt auf die linksventrikuläre Funktion nachweisen: Nach Nitrattherapie zeigen nur noch Patienten mit ausgedehnten transmuralen Infarkten deutliche Phasenverschiebungen als Zeichen einer irreversiblen Asynchronität der betreffenden Narbenareale. Phasenverschiebungen als Folge einer belastungsinduzierten Ischämie sind nach Gabe von Metoprolol und ISDN nicht mehr nachweisbar. Die Quantifizierung von Änderungen der regionalen Phase, ausgedrückt als Verschiebung innerhalb des Intervalls − π bis + π, gestattet eine exakte Aussage über den Einfluß von Pharmaka auf die Synchronität des Kontraktionsablaufs. Sie wird beispielhaft für 2 Patienten vorgestellt (Abb. 30 a, b).

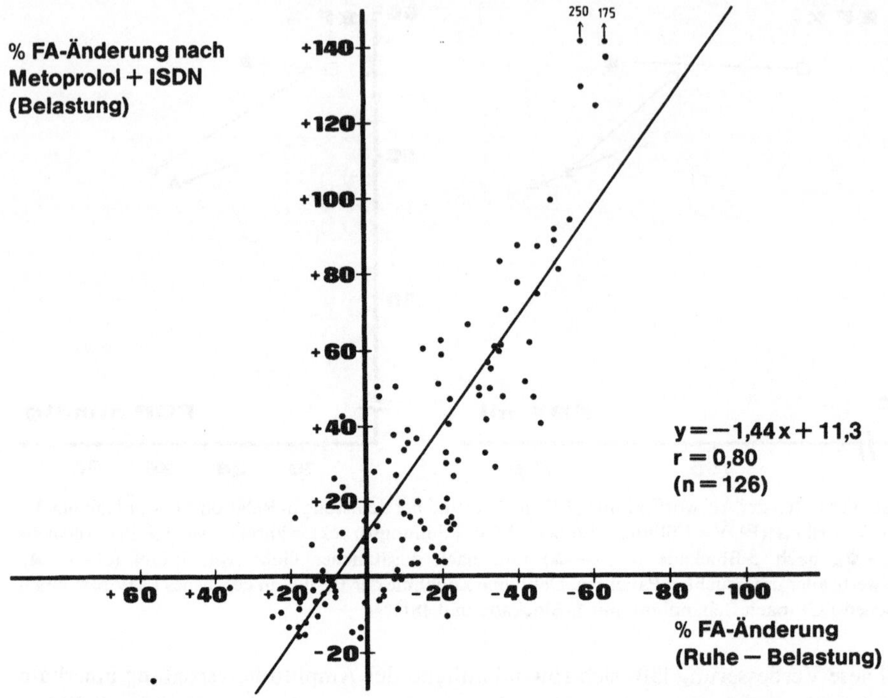

Abb. 27. Beziehung zwischen prozentualer Änderung der segmentalen Kontraktion (ausgedrückt als Fourier-Amplitude, *FA*) während der Kontrollbelastung und prozentualer Änderung des Belastungswerts in denselben Segmenten nach Metoprolol und ISDN. — Die Besserung der regionalen Belastungsfunktion nach kombinierter Gabe von Metoprolol und ISDN ist um so ausgeprägter, je stärker zuvor die ischämische Funktionseinbuße in dem betreffenden Segment war

Die Ergebnisse der zitierten Untersuchungen sind vereinbar mit dem Konzept, daß bei der KHK eine quantitative Beziehung zwischen dem Ausmaß der ischämischen Funktionsstörung und der zu erwartenden Nitratwirkung auf die regionale Ventrikelfunktion besteht.

Wie aus der Laplace-Beziehung hervorgeht, stellt die Höhe des linksventrikulären Drucks eine für den Energiebedarf des Herzens wesentliche Größe dar. Besonders bei Patienten mit Hypertonie kann daher die myokardiale Wandspannung häufig kritische Werte überschreiten. Neben der erhöhten Nachlast des linken Ventrikels wirkt sich der abnorme intramurale Druck durch Erhöhung der myokardialen Komponente des Koronarwiderstands ungünstig auf die Manifestation einer ischämischen Herzerkrankung aus. Nach Strauer [143] ist die Koronarreserve bei der Hypertonie auch ohne nachweisbare Herzkranzgefäßveränderungen deutlich eingeschränkt. Die Auslösungsbedingungen für eine Myokardischämie sind somit früher erreicht als bei Normotonie. Mit zunehmendem Schweregrad der Hypertonie nimmt die diastolische und systolische Wandspannung zu; es entsteht ein zunehmendes Mißverhältnis zwischen den peripher meßbaren Pumpgrößen und der inneren Herzleistung sowie eine zunehmende Ischämieanfälligkeit des Myokards [143]. Die Reduktion der Wandspannung ist daher ein wesentliches Behandlungsprinzip besonders bei Patienten mit KHK und gleichzeitigem

Bluthochdruck. Nach β-Blockade kann zwar durch Reduktion der Nachlast, der Inotropie und der Herzfrequenz eine Verminderung des myokardialen Energiebedarfs erreicht werden, dieser Effekt kann jedoch durch eine Zunahme des LVFP bei einigen Patienten teilweise wieder aufgehoben werden [90, 94]. Die zusätzliche Therapie mit Nitraten, die neben einer weiteren Blutdrucksenkung auch zu einer Reduktion der linksventrikulären Diameter und Füllungsdrücke führt, läßt über eine ausgeprägte Verminderung der Wandspannung eine wirksame Senkung des O_2-Bedarfs des Herzens erwarten. Die Abnahme der Wandspannung geht — wie bereits diskutiert — mit einer Verbesserung der Ventrikelfunktion einher, die bei Hypertonie auch ohne begleitende Koronarsklerose in unterschiedlichem Ausmaß gestört sein kann. Die kombinierte Anwendung von β-Blockern und Nitraten führt daher nicht nur zu einer wirksamen Therapie des Bluthochdrucks, sondern bewirkt eine über die Blutdrucksenkung hinausgehende hämodynamische Entlastung des Herzens. Damit ist nach Nitrattherapie in Ruhe und während körperlicher Belastung eine eindeutige Steigerung der Funktionsgrößen des linken Ventrikels nachweisbar, die nach β-Blockade allein uneinheitlich beeinflußt werden.

Neben den beschriebenen Rückwirkungen der Myokardischämie auf die Parameter der Kontraktionsphase spielen Veränderungen der Steifigkeit bzw. Dehnbarkeit (Compliance) des Myokards während der Diastole eine wesentliche Rolle [28]. Sauer et al. [129] untersuchten mit Hilfe von Bild-zu-Bild-Analysen von Kontrastmittelventrikulogrammen mit simultaner intraventrikulärer Druckmessung die diastolische Druck-Volumen-Beziehung bei Patienten mit KHK. Sie fanden unter Nitroglyzerin eine deutliche Steigerung der diastolischen Dehnbarkeit des linken Ventrikels, die um so stärker zunahm, je mehr sie vor Nitroglyzerin eingeschränkt war. Als Ursache wurde eine latente, d. h. bereits im Ruhezustand vorhandene Ischämie angenommen, die durch Nitroglyzerin beseitigt wurde. Eine Änderung der diastolischen Compliance durch Nitrate per se — beim nichtischämischen Myokard — konnte weder am menschlichen Herzen nachgewiesen werden, noch ergaben sich Hinweise für eine Beeinflussung der Längen-Spannungs-Relation von isolierten Myokardpräparaten [78]. Untersuchungen der diastolischen Druck-Volumen-Beziehung des linken Ventrikels durch Bild-zu-Bild-Analysen von Kontrastmittellävogrammen und simultaner Druckmessung mit Tipmanometerkathetern vor und nach Nitroglyzerin wurden auch von Amende et al. [5] sowie Hood et al. [59] durchgeführt. Weder bei Gesunden, noch bei Patienten mit KHK änderte sich die Druck-Volumen-Beziehung des linken Ventrikels nach Nitroglyzerin, da weder eine signifikante Abweichung der Steigung, noch des Ordinatenabschnitts der Beziehung zwischen Druck und Volumen nachgewiesen werden konnte. Allerdings fällt auf, daß bei der Gruppe mit KHK der Ordinatenabschnitt vor Nitroglyzerin positiv ist, während er nach Gabe der Substanz einen negativen Wert annimmt [5]. Es ist anzunehmen, daß deutlichere Unterschiede nachweisbar wären, wenn vor der Nitratapplikation eine ischämiebedingte Funktionsstörung vorgelegen hätte. Entsprechend müssen die Ergebnisse von Sauer et al. [129] dahingehend interpretiert werden, daß trotz fehlender Ischämiezeichen eine latente myokardiale Minderdurchblutung in Ruhe zu einer Compliancereduktion geführt hat, die nach Nitratzufuhr normalisiert wurde.

Dieselbe Schlußfolgerung gestatten Analysen der enddiastolischen Druck-Volumen-Relation in Ruhe und während belastungsinduzierter Ischämie: Während bei der Kontrollbelastung unter nur mäßiger Zunahme des EDV der Füllungsdruck steil

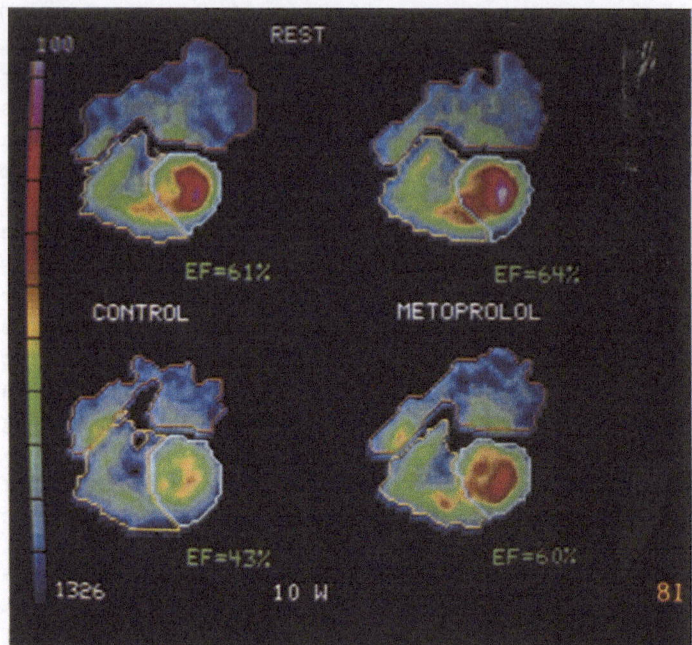

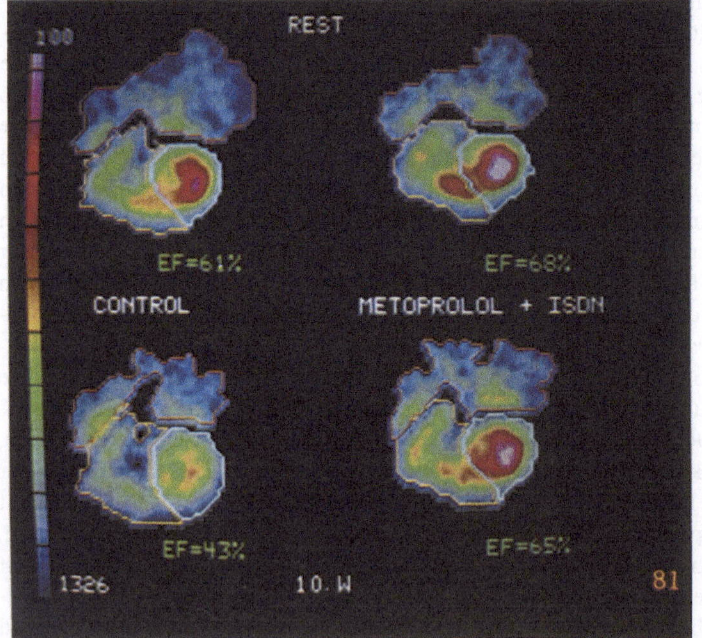

Abb. 28a, b. Amplitudenszintigramme eines Patienten mit hochgradiger Stammstenose der linken Kranzarterie in Ruhe (*oben*) und während Belastung mit 10 W (*unten*), vor und nach Metoprolol (**a**) bzw. Metoprolol und ISDN (**b**).

In Ruhe besteht nur eine diskrete Amplitudenverkürzung anteroseptal mit noch normaler globaler Funktion (EF = 61%). Bei Belastung massive Amplitudenreaktion (diffus) mit Abnahme der EF auf 43%. Deutliche Besserung der regionalen und globalen Funktion nach β-Blockade v. a. bei Belastung (**a**). Weitere Zunahme der regionalen Motilität und der globalen Funktion nach zusätzlicher Gabe von ISDN, weitgehend normales Kontraktionsverhalten (**b**)

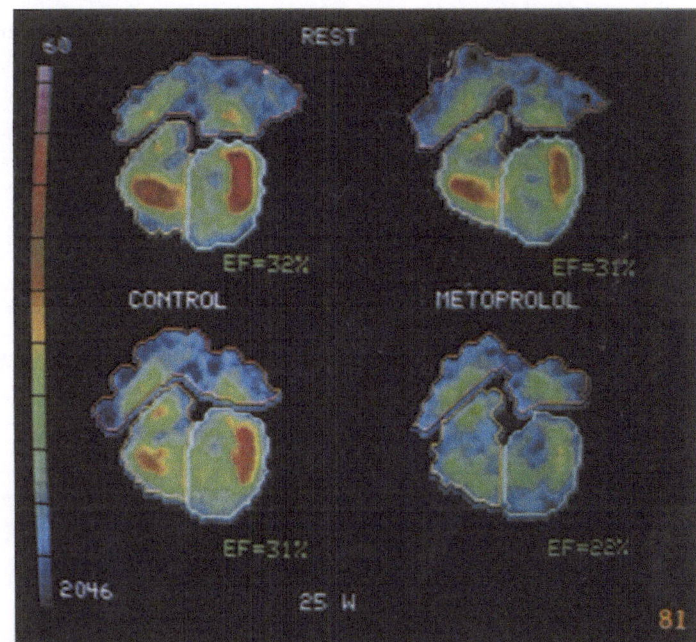

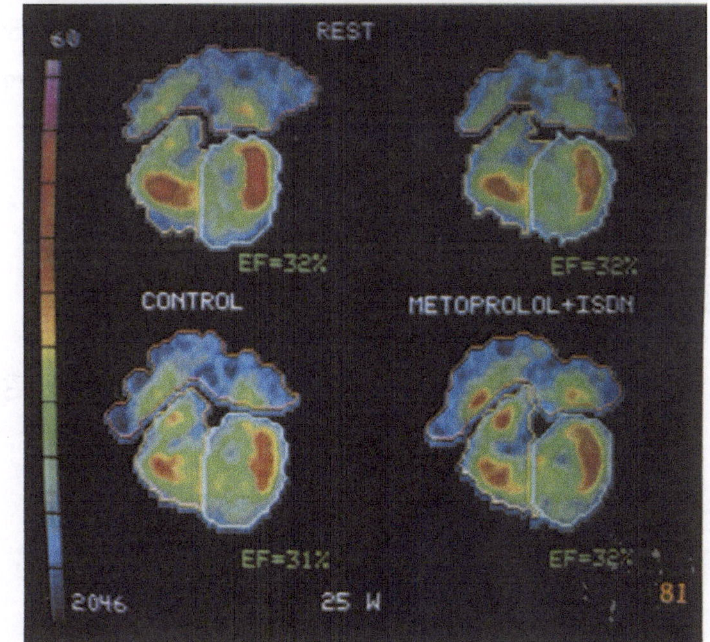

Abb. 29 a, b. Amplitudenszintigramme eines Patienten mit ausgedehntem Vorderwandinfarkt und Zweigefäßerkrankung in Ruhe (*oben*) und während Belastung (*unten*).

Ausgedehnter hypo- bis akinetischer Bezirk anteroseptal und apikal, der sich bei Belastung weiter ausdehnt, während die globale EF nur gering von 32% auf 31% abfällt.

Nach β-Blockade kommt es unter Belastung zu einer erheblichen Amplitudenreduktion auch der lateralen Segmente, die zuvor eine weitgehend normale Kontraktionsamplitude zeigten. Dies führt zu einer Abnahme der globalen EF auf 22% (**a**).

Nach zusätzlicher Gabe von ISDN werden die β-Blocker-induzierten Veränderungen weitgehend wieder kompensiert; die globale und regionale Funktion gleicht im wesentlichen dem Kontrollversuch (**b**)

Der Einfluß einer Kombination von β-adrenerger Blockade und Nitraten

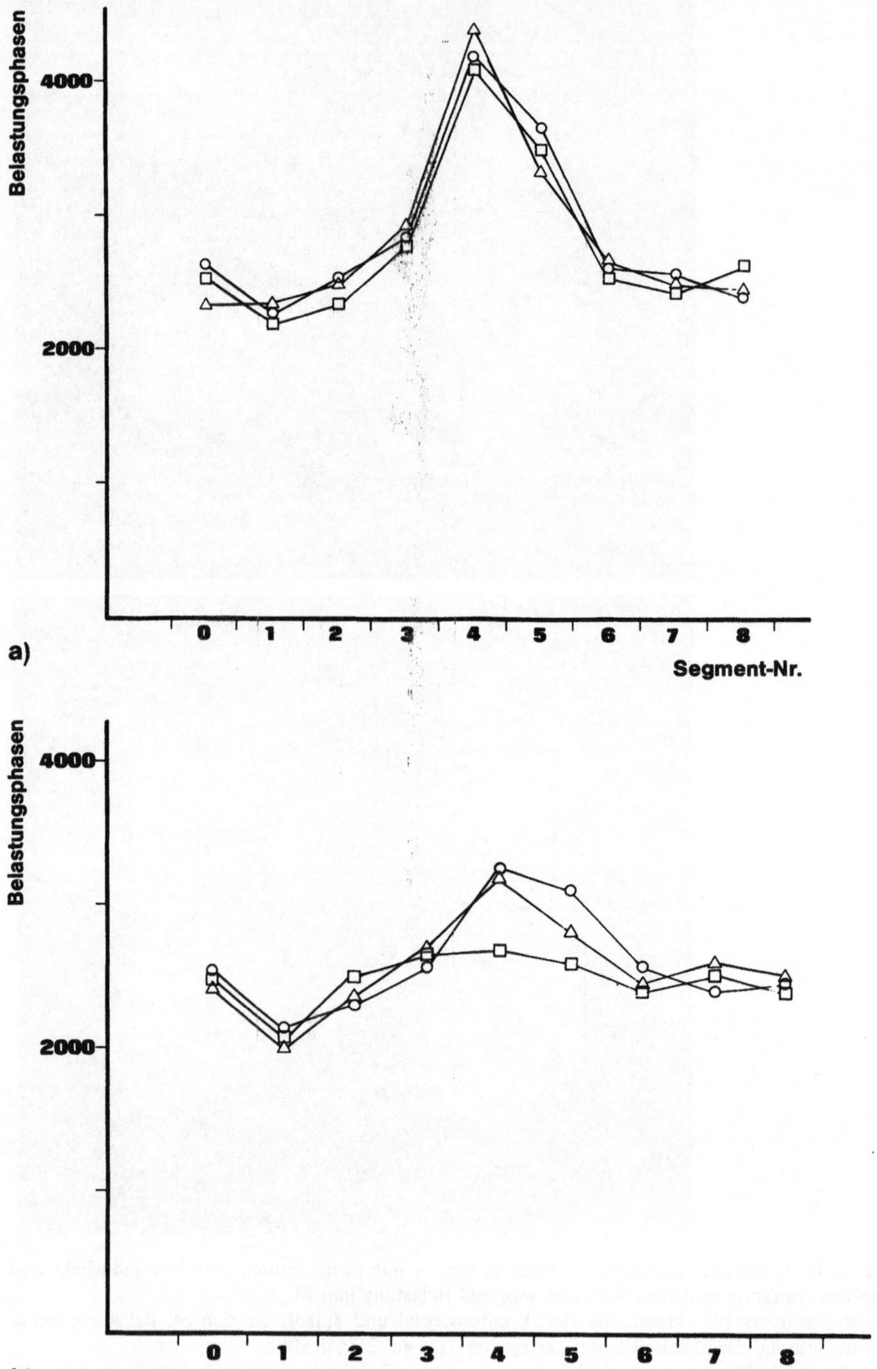

ansteigt (s. Abb. 2), nimmt nach ISDN die Anstiegssteilheit der Kurven bei verminderten Volumina deutlich ab. Die Durchschnittswerte zeigen eine signifikante Abflachung der enddiastolischen Druck-Volumen-Beziehung von 0,71 mm Hg/ml auf 0,23 mm Hg/ml (Abb. 31). Das Ausmaß der Abflachung ist um so ausgeprägter, je steiler der Verlauf während der Kontrollbelastung war und je deutlicher die klinische und elektrokardiographische Besserung nach Gabe der Medikamente ausfiel. Trotz der limitierten Aussagekraft der Parameter Füllungsdruck und Füllungsvolumen im Hinblick auf das Ausmaß der Myokarddehnbarkeit darf angenommen werden, daß die Relativänderungen dieser Größen einen Index für die Compliance des linken Ventrikels darstellen. Die deutliche Besserung der Dehnbarkeit nach ISDN, entsprechend einer Abflachung der Druck-Volumen-Kurven, weist auf die Bedeutung dieses Faktors im Rahmen der Myokardischämie hin.

Auch die rechtsventrikuläre Funktion wird bei KHK durch Nitrate günstig beeinflußt. Sie ist gekennzeichnet durch eine Abnahme des rechtsventrikulären Füllungsdrucks und, nach Untersuchungen von Karsch et al. [67], auch des rechtsventrikulären Volumens, ferner durch eine Abnahme der Nachlast durch Verminderung der Drücke in der A. pulmonalis und eine geringe, aber signifikante Abnahme des PVR (Abb. 21).

Die hämodynamische Wirkung der Nitrate unterscheidet sich demnach wesentlich von derjenigen der β-Blocker, auch wenn beide Substanzen die Herzarbeit sowohl in Ruhe als auch unter Belastung reduzieren [76]. Im Gegensatz zu den β-Blockern steht die Abnahme der ventrikulären Drücke und Volumina ganz im Vordergrund. Dadurch wirken die Nitrate einerseits dem negativ inotropen Effekt der β-Blocker entgegen, führen jedoch andererseits zu einer synergistischen Wirkung auf die Verminderung des myokardialen O_2-Bedarfs. Als Nettoeffekt resultiert eine wesentliche Funktionsverbesserung des ischämischen linken Ventrikels. Dies läßt den Schluß zu, daß durch Nitrate die Relation zwischen O_2-Angebot und O_2-Bedarf noch weiter verbessert wird, als dies für die β-Blocker allein zutrifft. Ähnlich wie nach β-Blockade allein ist das Ausmaß der regionalen und globalen Funktionsänderung nach Nitratgabe vom Schweregrad der zuvor bestehenden ischämischen Dysfunktion abhängig. Durch Kombination beider Substanzen ist jedoch auch dann eine Funktionverbesserung zu erwarten, wenn bereits eine erhebliche linksventrikuläre Vorschädigung besteht.

◄

Abb. 30 a, b. Segmentale Phasenverteilung (Segmente 0 bis 8) eines Patienten (Nr. 17) mit Aneurysma im Vorderwand-Spitzen-Bereich.
O———O Kontrollversuch,
△———△ nach β-Blockade,
□———□ nach β-Blockade und ISDN.
Ausgeprägte Phasenverschiebung in den spitzennahen Segmenten 4 und 5. Weder durch β-Blockade noch durch Kombination mit ISDN läßt sich die pathologische Phasenverteilung beeinflussen (**a**).

Segmentale Phasenverteilung eines Patienten (Nr. 14) mit hochgradiger Stammstenose der linken Kranzarterie unter Belastung. Während der belastungsinduzierten Ischämie kommt es nicht nur zu einer schweren Beeinträchtigung der regionalen Amplitudenverteilung, sondern auch zu einer Phasenverschiebung in den Segmenten 4 und 5, entsprechend einer asynchronen Kontraktion in den spitzennahen Bezirken. Nach β-Blockade ist eine deutliche Phasenverschiebung nur noch in Segment 4 nachweisbar, während nach Kombination mit ISDN keine wesentliche Verteilungsstörung der Phasen des linken Ventrikels mehr nachweisbar ist (**b**)

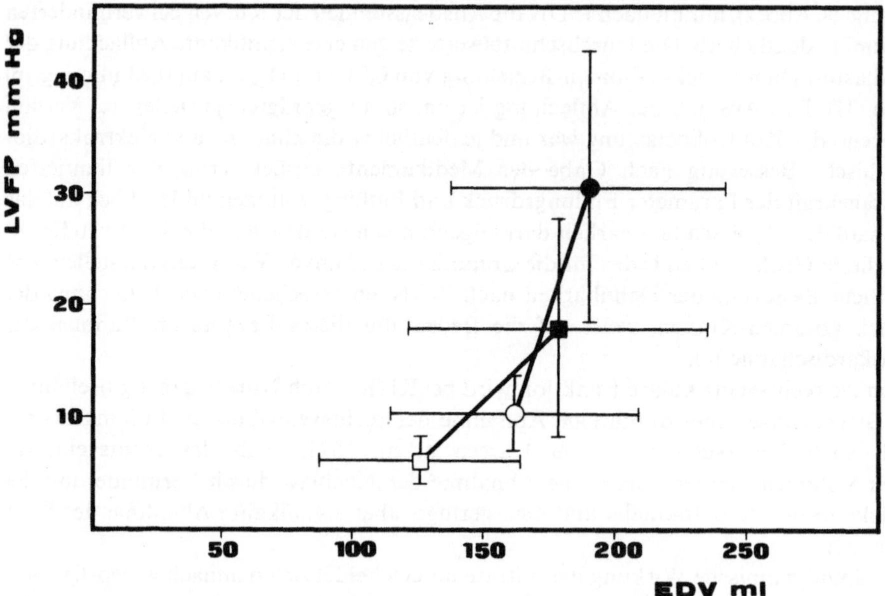

Abb. 31. Beziehung zwischen Füllungsvolumen (*EDV*) und Füllungsdruck (*LVFP*) bei Patienten mit KHK in Ruhe (*offene Symbole*) und während Belastung (*geschlossene Symbole*).
Verhalten der Mittelwerte während des Kontrollversuchs (○————●) und nach Behandlung mit Metoprolol und ISDN (□————■). Die Veränderungen weisen auf eine Zunahme der diastolischen Compliance nach antianginöser Therapie hin

4.4 Das antianginöse Prinzip der Wandspannungsreduktion

Während die diastolische Wandspannung (Preload) über Füllungsdruck und Füllungsvolumen den Dehnungszustand des Ventrikels beschreibt, wird die systolische Wandspannung (Afterload) durch die Muskelfaserspannung bestimmt, die zum Aufbau des
systolischen Ventrikeldrucks gegen den Auswurfwiderstand entwickelt werden muß [19,
106]. Die Höhe und Geschwindigkeit des intraventrikulären Druckanstiegs während
der isovolumetrischen Kontraktionsphase ist von der systolischen Wandspannung
abhängig. Während der Auswurfphase nimmt die systolische Wandspannung über die
Verkleinerung des Ventrikelradius wieder ab [19]. Aus 4.2 und 4.3 geht hervor, daß die
Nitrate zu einer deutlichen Verminderung der für Preload und Afterload bestimmenden
Faktoren führen. Entsprechend der Laplace-Beziehung wird das Wandspannungsinte-
gral günstig beeinflußt [144]. Dadurch wird nicht nur der O_2-Bedarf des Myokards
gegenüber alleiniger β-Blockade weiter reduziert, sondern darüber hinaus über eine
Reduktion der extravasalen Widerstandskomponente der Koronardurchblutung auch
die Perfusion der ischämieanfälligen subendokardialen Myokardareale verbessert
[156]. Diese Veränderungen sind zu einem Zeitpunkt nachweisbar, bei dem die
transiente Zunahme der Koronardurchblutung bereits wieder abgenommen hat, so daß
die beschriebenen Effekte nicht durch eine Beeinflussung der globalen Myokardperfu-

sion, sondern durch eine Umverteilung des Koronarflusses zugunsten der subendokardialen Wandschichten zu erklären sind. Tierexperimentelle Untersuchungen über die Wirkung von Nitraten auf die subendokardiale Perfusion nach partieller hydraulischer Okklusion der Koronarien [8] bestätigen die Verbesserung der Durchblutung in den zuvor minderperfundierten Myokardarealen. Das Prinzip der Wandspannungsreduktion mit konsekutiver Verbesserung der Ventrikelfunktion liegt auch der antianginösen Wirkung von Nifedipin zugrunde [80].

Als Ursache für die verbesserte Ventrikelfunktion nach kombinierter Therapie mit β-Blockern und Nitraten muß in erster Linie die deutliche Reduktion bzw. Beseitigung der Myokardischämie angesehen werden, die zu einer Einbeziehung von zuvor asynergen Myokardarealen in den normalen Kontraktionsablauf führt [17, 71, 150]. Darüber hinaus kann die Reduktion der Wandspannung per se — auch ohne Vorliegen einer Ischämie — zu einer Verbesserung der Ventrikelfunktion führen: Da die Wandspannung nicht nur eine Funktion des intraventrikulären Drucks, sondern auch des Ventrikelvolumens ist, führt die ausgeprägte Preloadreduktion nach Nitraten gleichzeitig auch zu einer Afterloadreduktion, ohne daß gleichzeitig der Systemdruck abfallen muß [18]. Bei Abnahme der systolischen Wandspannung kommt ein größerer Anteil der kontraktilen Aktivität der Muskelfaserverkürzung zugute, während weniger kontraktile Aktivität für die Spannungsentwicklung verbraucht wird [18]. Hierbei muß der Kontraktionsstörung nicht zwangsläufig eine Ischämie zugrunde liegen; es ist ebenso denkbar, daß in dem betroffenen Areal die Zahl der funktionstüchtigen Myokardzellen gegenüber disseminiertem Narbengewebe zu klein ist, um eine gegebene Wandspannung zu überwinden. Bei Senkung der Wandspannung könnte das gleiche Areal über eine ausreichende kontraktile Aktivität mit Normalisierung der regionalen Wandbewegung verfügen.

Änderungen der myokardialen Wandspannung können nicht allein aus dem Verhalten der Ventrikeldrücke abgelesen werden. Wie unter 2.2.4 diskutiert wurde, kann während der belastungsinduzierten Ischämie unter Zunahme des EDV die Füllungsdruckzunahme in einigen Fällen ausbleiben. Dies erklärt, warum die Wirksamkeit einer hämodynamischen Entlastung des linken Ventrikels durch die Nitrate nicht an das Vorhandensein eines erhöhten Füllungsdrucks gebunden ist. Das antianginöse Prinzip der Wandspannungsreduktion kann ebenso durch eine Verkleinerung des Ventrikelradius, also eine Volumenreduktion, realisiert werden. Daher reagieren auch diejenigen Koronarpatienten günstig auf die Gabe von Nitraten, bei denen es während des Angina-pectoris-Anfalls zu keiner wesentlichen Füllungsdrucksteigerung kommt [89, 96].

Mit den Nitraten wird das Prinzip der Wandspannungssenkung über eine Umverteilung des Blutvolumens in die venösen Kapazitätsgefäße (venöses „pooling") verwirklicht [144]. Der überwiegend extrakardiale Wirkungsmechanismus geht aus Untersuchungen hervor, bei denen auf anderem Wege eine Volumenentlastung des Herzens erfolgte. So berichteten Parker et al. [102] über die antianginöse und günstige hämodynamische Wirkung eines Aderlasses bei Patienten mit Koronarinsuffizienz. Eigene Untersuchungen über die Wirkung von Diuretika auf Hämodynamik, Belastungs-EKG und subjektive Symptomatik von Patienten mit Angina pectoris [91, 93] ergaben analoge Ergebnisse: Die Reduktion des Blutvolumens führt zu einer Verminderung des venösen Rückstroms, der linksventrikulären Füllung, und damit zu einer Abnahme der Vorlast und Wandspannung des Herzens. Diese mit den Nitraten durchaus vergleichbare Wirkung auf die zentrale Hämodynamik führt zu einer Reduktion des Energiebedarfs des Myokards mit einer entsprechenden Zunahme der Belastungstoleranz. Radionuklidventrikulographische Untersuchungen bei Patienten mit Angina pectoris zeigten den günstigen Einfluß von Furosemid auch auf die Ventrikeldynamik: Auswurffraktion (EF) und regionale Wandbewegung besserten sich deutlich, wobei für die Funktionsverbesserung ebenfalls in erster Linie eine Abnahme der Wandspannung angenommen werden muß [95]. Diese Analogie der Wirkungen eines Aderlasses und einer medikamentös induzierten verstärkten Diurese einerseits und der Nitratwirkung andererseits kann als wesentliches Argument für die überwiegend extrakardialen Mechanismen der Nitratwirkung gelten. Auch die Untersuchungen von Ganz u. Marcus [45], nach denen direkt intrakoronar injiziertes Nitroglyzerin keinen Einfluß auf die Angina-pectoris-Schwelle von Koronarpatienten hat, obwohl es zu einer Erweiterung der großen epikardialen Kranzgefäße kommt, weisen auf den extrakardialen Wirkungsmechanismus hin.

Neben diesem extrakardialen Angriffspunkt der Nitrate wirken sie an den großen Koronargefäßen dilatatorisch und können Spasmen der Herzkranzgefäße aufheben [45, 85]. Lange Zeit wurde die antianginöse Wirkung von Nitroglyzerin durch diesen koronardilatierenden Effekt erklärt. Dies kann jedoch nicht mit einer Mehrdurchblutung des Myokards gleichgesetzt werden [37]. Die von den meisten Untersuchern beschriebene Abnahme der Koronardurchblutung nach Nitroglyzerin [144] ist meist proportional zur Abnahme des myokardialen O_2-Verbrauchs und wird als Folge der Beeinflussung der Energiebilanz interpretiert. Insgesamt dürften direkte Einflüsse auf die Koronargefäße nur eine untergeordnete Rolle spielen [57].

Andererseits wird in neuerer Zeit wieder die Bedeutung einer funktionellen Engstellung der Koronarien hervorgehoben. Die antianginöse Wirkung der Nitrate ist nach den Untersuchungen von Maseri et al. [85] — zumindest unter bestimmten Umständen — teilweise auch auf die koronardilatierenden Effekte zurückzuführen. Auch wenn die Mehrzahl der Untersuchungen daher für einen überwiegend extrakardialen Wirkungsmechanismus der Nitrate spricht, so muß heute akzeptiert werden, daß bei manchen Patienten ein dualer Mechanismus wirksam wird, der sowohl direkt als auch indirekt das Verhältnis von O_2-Bedarf und O_2-Angebot beeinflußt.

Die ausgeprägte Erweiterung der venösen Gefäße steht einer vergleichsweise geringen Tonusänderung der arteriellen Widerstandsgefäße gegenüber, so daß die Drucksenkung im Systemkreislauf nur mäßig ist. Da die systolische Wandspannung sowohl vom intraventrikulären Druck als auch vom Ventrikelvolumen abhängig ist, führen die Nitrate trotz der im Einzelfall nur geringgradigen Blutdrucksenkung zu einer deutlichen Reduktion des Afterload. Damit beruht die Verminderung des myokardialen Energiebedarfs nach Nitraten in erster Linie auf der durch Abnahme der diastolischen und systolischen Wandspannung hervorgerufenen Reduktion der Herzarbeit [28, 129]. Das Ausmaß der Abnahme des O_2-Bedarfs liegt dabei nach Untersuchungen von Tauchert et al. [148] bei etwa 25% sowohl nach 1,6 mg Nitroglyzerin als auch nach 5 mg ISDN und 2 mg Molsidomin sublingual. Der sauerstoffsparende Effekt der Nitrate wird jedoch — bei alleiniger Applikation — durch die reflektorische Frequenzzunahme sowie eine mögliche Zunahme der Kontraktilität partiell wieder aufgehoben [6, 129]. Dabei nimmt nicht nur der O_2-Verbrauch zu, sondern es kann durch die Verkürzung der Diastolendauer auch die Myokardperfusion beeinträchtigt werden. Quantitativ werden diese Faktoren jedoch durch die ausgeprägte Wandspannungsreduktion überspielt [144].

Die ungünstige Auswirkung der meist dosisabhängig auftretenden Frequenzerhöhung ist durch gleichzeitige β-Rezeptorenblockade vermeidbar. Damit wird durch die kombinierte Verabreichung von β-Blockern und Nitraten das antianginöse Prinzip der Wandspannungsreduktion leichter realisierbar: Neben einer Addition der erwünschten Wirkungen werden ungünstige Teilwirkungen abgeschwächt oder aufgehoben.

5 Folgerungen für die Klinik

5.1 Diagnostische Implikationen

Die Untersuchung von Patienten mit KHK, bei denen ein koronarchirurgischer Eingriff erwogen wird, sollte neben der Erfassung von morphologischen Veränderungen an den Koronargefäßen auch Informationen über deren funktionelle Auswirkungen liefern. Die alleinige Ruheuntersuchung, wie sie bei der Koronarangiographie in der Regel nur möglich ist, führt oft zu einer Verkennung der hämodynamischen Bedeutung von Koronarstenosen. Daher werden Belastungsuntersuchungen zur Erfassung der funktionellen Reserve von Koronarpatienten in vielen Labors routinemäßig angewandt. Neben den elektrokardiographischen Veränderungen werden hierbei teils hämodynamische Größen, teils nuklearmedizinisch gewonnene Befunde als Parameter zur Beurteilung des Schweregrads von Koronarerkrankungen herangezogen.

Trotz der vielversprechenden Ergebnisse der Radionuklidmethoden wird eine wesentliche Größe, nämlich der intraventrikuläre Druck, dabei nicht berücksichtigt. Für eine exakte Analyse der Ventrikelfunktion müssen jedoch alle Faktoren erfaßt werden, die auch die Funktion einer mechanischen Pumpe charakterisieren, also Drücke und Volumina. Außerdem ist neben der EF als relativer Volumengröße die Kenntnis von absoluten Kammervolumina von großem Informationswert. Auch Änderungen der diastolischen Eigenschaften des Myokards haben diagnostische Bedeutung erlangt, da eine Verlagerung der diastolischen Druck-Volumen-Beziehung im Sinne einer überproportionalen Druckzunahme als charakteristisch für die Myokardischämie gilt.

Untersuchungen der letzten Jahre haben gezeigt, daß die Ruhe- und Belastungshämodynamik bei Angina-pectoris-Patienten keine meßbare Beeinträchtigung zeigen muß. Besonders die peripher meßbaren Pumpgrößen (SV, HZV) liefern nur geringe Informationen über den Schweregrad der Koronarerkrankung, auch wenn im Durchschnitt ein anomales Verhalten während Belastung nachweisbar ist. Da der ischämische Ventrikel den drohenden SV- bzw. HZV-Abfall über eine vermehrte Vordehnung kompensiert, nehmen EDV und LVFP zu. Je ausgeprägter die Reduktion des Bewegungsumfangs ist, desto stärker muß die Füllung des linken Ventrikels zunehmen, um ein normales oder annähernd normales SV aufrechtzuerhalten. Das Verhalten des PCP während Belastung stellt daher einen relativ empfindlichen Parameter für die Erkennung einer linksventrikulären Funktionsstörung dar. Allerdings erweist sich diese Größe bei einzelnen Patienten — z. T. auch solchen mit schweren Ischämiezeichen — als unzuverlässiger Indikator für eine ischämische Dysfunktion. Dieser Befund wird verständlich, wenn die Änderungen des Füllungsdrucks mit den Änderungen des Füllungsvolumens verglichen werden. Während in der Regel bei nur mäßiger EDV-

Zunahme der Füllungsdruck bei Belastung steil ansteigt, kommt es bei einem Teil der Angina-pectoris-Patienten zu einer ausgeprägten Zunahme des EDV ohne wesentliche Füllungsdrucksteigerung. Bei dieser relativ kleinen Gruppe steht die Ventrikeldilatation als Folge der Ischämie ganz im Vordergrund gegenüber Änderungen der diastolischen Compliance. Der LVFP muß daher — ohne Kenntnis von Änderungen des EDV — als Ischämieindikator vorsichtig interpretiert werden.

Von allen derzeit verfügbaren globalen Parametern der linksventrikulären Funktion dürfte das Verhalten der EF während Belastung (d. h. ihre Änderung gegenüber dem Ruhewert) der wichtigste Indikator für eine ischämische Funktionsstörung sein. Dabei weisen Patienten mit schwerer Dreigefäßerkrankung und Hauptstammstenose bei weitgehend normaler Ruhefunktion den stärksten EF-Abfall während Belastung auf. Bei Patienten mit schwerer Vorschädigung des linken Ventrikels dagegen führt die belastungsinduzierte Ischämie nur zu einem begrenzten weiteren EF-Abfall unter Belastung, da nicht nur die Masse des normal kontraktilen Restmyokards geringer ist, sondern auch der Anteil an ischämieanfälligem Myokard.

Damit dürften belastungsinduzierte EF-Abnahmen bei Patienten mit KHK i. allg. auf eine passagere ischämische Dysfunktion von zuvor normal beweglichen Myokardanteilen zurückzuführen sein. Hierfür spricht auch die relativ gute Korrelation zwischen dem Ausmaß der EF-Änderungen und den ischämischen ST-Streckensenkungen während Belastung. Dagegen ist bei pathologischem PCP-Anstieg (> 20 mm Hg) eine Unterscheidung zwischen Ischämie und Narbe nur bei Berücksichtigung anderer klinischer und elektrokardiographischer Parameter möglich. Wenn beide Parameter — Verhalten der EF und des PCP — als Indikatoren für eine linksventrikuläre Dysfunktion verwendet werden, dürfte bei allen Patienten mit einer klinisch relevanten Koronararteriosklerose ein pathologisches Verhalten unter Belastung nachzuweisen sein.

Einschränkend muß jedoch berücksichtigt werden, daß sowohl die EF als auch der Füllungsdruck globale Parameter darstellen, die bei einer regionalen Störung durch Kompensationsmechanismen modifiziert werden können. So zeigt die regionale Auswertung teilweise erhebliche Wandbewegungsstörungen auch bei solchen Patienten, deren globale Funktion, gemessen an der EF, sich unter Belastung nur gering ändert. Somit ist das Auftreten einer segmentalen Bewegungsstörung nicht zwangsläufig mit einer Verminderung der globalen EF verbunden, da in anderen Segmenten oft eine verstärkte Kontraktion während Belastung nachweisbar ist. Insbesondere durch quantitative Analyse der regionalen Motilität kann die Sensitivität der Untersuchung gegenüber der globalen Beurteilung wesentlich verbessert werden.

Die Höhe der EF sowie die Analyse der regionalen Wandbewegung im Ruhezustand gibt somit v. a. Auskunft über Lokalisation und Ausdehnung von vorbestehenden narbigen Veränderungen, während die Masse des ischämischen Myokards in erster Linie durch das Ausmaß der Funktionseinschränkung bei Belastung zum Ausdruck kommt. Dabei können regionale Störungen auch dann erfaßt werden, wenn Parameter der globalen Ventrikelfunktion noch keine pathologischen Veränderungen zeigen. Durch die Bestimmung des PCP kann die Sicherheit der Aussage weiter erhöht werden, jedoch ist mit dieser Größe keine Unterscheidung möglich, inwieweit narbige Veränderungen oder reversible Bewegungsstörungen der Funktionsstörung zugrunde liegen. Bei Anwendung beider Methoden kann die funktionelle Auswirkung von Koronarstenosen mit großer Zuverlässigkeit erfaßt werden. Dies ist eine wesentliche Entscheidungshilfe für die Indikationsstellung zu revaskularisierenden Maßnahmen.

5.2 Therapeutische Implikationen

5.2.1 Medikamentöse Therapie

Die Bemühungen, mit Medikamenten einer Verbesserung des Energieangebots an das Myokard durch Steigerung der Perfusion zu erzielen, haben keine überzeugenden Erfolge gebracht. Eine Besserung der Myokarddurchblutung in poststenotischen Gefäßabschnitten ist letztlich nur durch eine operative Revaskularisation und durch Katheterdilatation von Koronarstenosen möglich. Die Wirksamkeit von medikamentösen Maßnahmen beruht v. a. auf einer Senkung des myokardialen O_2-Verbrauchs. Dieses Behandlungsprinzip wird durch die β-Rezeptorenblocker und Nitrate auf unterschiedlichen Wegen erreicht. Die völlig verschiedenen Wirkungsmechanismen beider Substanzen wirken synergistisch im Hinblick auf eine metabolische und hämodynamische Entlastung des Herzens und damit die Senkung des myokardialen Energiebedarfs.

Die HF-Reduktion durch β-Blocker bleibt auch nach zusätzlicher Gabe von Nitraten erhalten. Damit kann sowohl in Ruhe als auch während Belastung eine wesentliche Determinante des myokardialen Energiebedarfs wirksam gesenkt werden.

In Ruhe führen β-Blocker zu einer geringen Einschränkung der globalen und regionalen Ventrikelfunktion sowie zu einer Abnahme der Auswurfvolumina, während die Kombination mit Nitraten eine Verkleinerung der linksventrikulären Dimensionen, eine Verbesserung der β-Blocker-induzierten globalen und regionalen Funktionseinschränkung sowie eine Reduktion der Füllungsdrücke beider Ventrikel bewirkt.

Während Belastung muß die Wirkung der β-Blocker differenziert betrachtet werden. Richtung und Ausmaß der Funktionsänderung nach β-Blockade sind abhängig vom Schweregrad der Ischämie und von der Ruhefunktion des linken Ventrikels. Mit Zunahme der ischämischen Dysfunktion ist mit einer Besserung der linksventrikulären Funktion bei Belastung nach Behandlung mit β-Blockern zu rechnen, sofern keine höhergradige Vorschädigung durch Infarktnarben vorliegt. Diese Aussage wird noch unterstrichen, wenn man die regionale Wandbewegung analysiert. Je stärker sich die regionale ischämische Dysfunktion unter Belastung auswirkt, desto wahrscheinlicher ist eine Besserung der Funktion in den zuvor ischämischen Myokardarealen nach β-Blockade. Dagegen kommt es in den normal kontraktilen Myokardarealen zu einer Reduktion des Bewegungsumfangs.

Diese Ergebnisse erlauben folgende Modellvorstellung über die β-Blockerwirkung auf die Ventrikelfunktion: Durch die Verminderung der Kontraktilität und der HF kommt es zu einer Abnahme des O_2-Bedarfs des Gesamtventrikels. Im nichtischämischen Restmyokard eines Infarktpatienten führt dies folgerichtig zu einer regionalen Verschlechterung der Funktion. In ischämischen Arealen dagegen führt die Abnahme des O_2-Bedarfs zu einer Ökonomisierung der energieverbrauchenden Prozesse bei der Kontraktion und damit zu einer regionalen Funktionsverbesserung. Damit wird verständlich, daß die negativ inotrope Wirkung der β-Blocker die Ventrikelfunktion bei KHK keineswegs ungünstig beeinflussen muß. Andererseits erscheint es plausibel, daß die klinisch günstige Wirkung einer β-Blockade nicht in jedem Fall mit einer Besserung der globalen Funktionsparameter einhergeht.

Die zusätzliche Verabreichung von Nitraten führt zu einer deutlichen Zunahme der EF und der regionalen Motilität v. a. unter Belastung, während die enddiastolischen Volumina und Füllungsdrücke abnehmen. Die Nitrate bewirken so eine deutliche Verminderung der für Preload und Afterload bestimmenden Faktoren. Die linksventrikuläre Funktionskurve verläuft steiler und ist nach links verschoben. Auch die regionale Analyse ergibt eine weitere Verbesserung des Bewegungsumfangs. Ebenso wie nach β-Blockade allein, jedoch in noch stärkerem Ausmaß, kommt es nach zusätzlicher Nitratapplikation zu einer Einbeziehung von zuvor asynergen Myokardarealen in den normalen Kontraktionsablauf. Die Zunahme der regionalen Kontraktion nach Nitraten ist um so ausgeprägter, je stärker zuvor die belastungsinduzierte Funktionsstörung ohne Medikament war. In eigenen Untersuchungen ließ sich eine recht enge Beziehung zwischen dem Ausmaß der regionalen ischämischen Dysfunktion und der Besserung nach kombinierter Gabe von Metoprolol und ISDN nachweisen. Auch die Synchronität des Kontraktionsablaufs, die sich im Phasenszintigramm darstellen läßt, wird durch die kombinierte β-Blocker-Nitrat-Therapie in vielen Fällen verbessert bzw. normalisiert.

Die Relation zwischen linksventrikulärem Druck und Volumen während der Diastole ist während myokardialer Ischämie in typischer Weise verändert (Verminderung der Compliance). Durch β-Blockade wird diese Relation wohl nur in geringem Maße beeinflußt, während Nitrate eine Zunahme der zuvor ischämiebedingt verminderten Compliance des linken Ventrikels bewirken.

In der Hemmung des adrenergen Antriebs durch β-Blockade wurde lange Zeit eine potentielle Gefährdung für die Entwicklung einer Herzinsuffizienz bei Koronarpatienten gesehen. Die klinische Erfahrung hat gezeigt, daß diese Gefahr in den ersten Jahren der Anwendung von β-Blockern überschätzt wurde. Obwohl mehrere Untersuchungen dafür sprechen, daß die in manchen Fällen durch β-Blocker induzierte Beeinträchtigung der Myokardfunktion durch Nitrate aufgehoben werden kann, sollten Patienten mit ausgedehnten Läsionen des linken Ventrikels, die zur Aufrechterhaltung eines annähernd normalen HZV eine kompensatorisch erhöhte sympathikoadrenerge Stimulation benötigen, von einer Behandlung mit β-Blockern ausgeschlossen werden.

Während sich demnach die klinisch und elektrokardiographisch günstigen Effekte der β-Blocker bei Angina-pectoris-Patienten nicht immer an einer Verbesserung der Ventrikelfunktion zeigen, geht die günstige Wirkung einer Kombination mit Nitraten auch mit einer entsprechenden positiven Änderung der globalen und regionalen Ventrikelfunktion sowie der diastolischen Eigenschaften des Myokards einher. Unter der kombinierten Anwendung von β-Blockern und Nitraten kommt es zu einer weitgehenden Einbeziehung von asynergen Myokardarealen in den normalen Kontraktionsablauf, sofern dieser nicht schon irreversibel beeinträchtigt ist.

Die Erkenntnisse über Änderungen der linksventrikulären Funktion nach β-Blockade könnten dazu beitragen, den immer noch umstrittenen generellen Einsatz dieser Substanzgruppe zur Prophylaxe von Reinfarkten und plötzlichen Todesfällen bei Koronarpatienten unter differentialtherapeutischen Gesichtspunkten zu betrachten. Hypothetisch könnte die kardioprotektive Wirkung der β-Blocker insbesondere bei denjenigen Patienten zum Tragen kommen, bei denen ein günstiger Effekt dieser Substanz auf die globale und v. a. regionale Ventrikelfunktion nachweisbar ist. Die qualitative und quantitative Analyse der regionalen Ventrikelfunktion legt nahe, daß bei Patienten mit erheblicher Vorschädigung des linken Ventrikels mit einer Verschlechterung der linksventrikulären Funktion nach β-Blockade gerechnet werden muß, insbesondere dann, wenn die Ischämiezeichen nur gering sind oder ganz fehlen. Bei Berücksichtigung dieser Faktoren könnten möglicherweise Subgruppen von Koronarkranken gebildet werden, die auch im Hinblick auf die Langzeitprognose von einer β-Blockade profitieren.

5.2.2 Selektion von Patienten zu revaskularisierenden Maßnahmen

Aus dem Verhalten der linksventrikulären Funktion während Belastung sowie vor und nach pharmakologischen Interventionen lassen sich Folgerungen ableiten, die eine Entscheidungshilfe für geplante chirurgische Eingriffe darstellen. Die konventionellen Methoden der Koronarangiographie und Lävokardiographie können nicht zwischen reversibel und irreversibel geschädigtem Myokard differenzieren. Für die Indikation zum aortokoronaren Bypass ist jedoch die Unterscheidung wichtig, ob eine Motilitätsstörung Folge einer transienten Ischämie oder bereits Ausdruck einer irreversiblen Fibrose ist. Für den Nachweis von noch vitalem Myokard werden die Nitrateffekte auf die Ventrikelfunktion diagnostisch genutzt. Nach Nitroglyzerin und ähnlichen Nitraten kommt es zu einer Normalisierung des Ventrikulogramms in den Fällen, bei denen die Asynergien im Kontrollventrikulogramm nicht irreversibel morphologisch fixiert sind. Das Ergebnis dieser Art von Interventionsventrikulogrammen wurde von Helfant et al. [55] auf die zu erwartende Funktionsverbesserung nach aortokoronarer Bypassoperation übertragen. Da sich diese Resultate nur auf Ruheuntersuchungen stützen, ist ihre Aussagekraft auf diejenigen Fälle beschränkt, bei denen Asynergien auf dem Boden einer passageren Koronarinsuffizienz bereits im Ruhezustand nachweisbar sind. Bei der Mehrzahl der Patienten mit Koronarinsuffizienz mit und ohne Angina manifestiert sich jedoch eine passagere Ischämie und damit die Motilitätsstörung erst bei erhöhtem Substratbedarf des Myokards, wie z. B. unter körperlicher Belastung. Mit Hilfe der Radionuklidventrikulographie und ggf. dem Einschwemmkatheterverfahren kann die Auswirkung von Koronarstenosen auf die Motilität des linken Ventrikels auch unter Belastungsbedingungen qualitativ und quantitativ erfaßt werden. Durch zusätzliche medikamentöse Interventionen, z. B. mit Nitraten, kann somit eine genaue Unterscheidung zwischen irreversibel geschädigten (Narbenbezirke) und passager ischämischen, also noch vitalen Myokardanteilen, getroffen werden.
Diese Unterscheidung ist von großer klinischer Bedeutung, da hiermit eine der Voraussetzungen für eine erfolgreiche Bypassoperation erfüllt ist. Eine Funktionsverbesserung nach Revaskularisierung der poststenotischen Myokardsegmente ist natürlich nur dann zu erwarten, wenn keine morphologisch fixierte Myokardschädigung vorliegt. Die Bedeutung dieser Zusammenhänge wird dadurch unterstrichen, daß das Operationsergebnis um so günstiger ist, je größer der Unterschied zwischen Ruhe- und Belastungsfunktion des linken Ventrikels präoperativ war (Stauch et al., unveröffentlichte Ergebnisse). Dies geht auch aus den hämodynamischen Untersuchungen von Roskamm et al. [119] hervor, die die größte postoperative Zunahme der Belastungstoleranz bei Patienten mit Dreigefäßerkrankung fanden; eine postoperative Normalisierung der Belastungshämodynamik war v. a. bei Patienten ohne abgelaufenen Myokardinfarkt nachweisbar.
Eine weitere Entscheidungshilfe für die Operationsindikation ergibt sich dann, wenn die funktionelle Relevanz einer angiographisch schwer abzuschätzenden Stenose beurteilt

werden soll. Bei normaler Ruhefunktion des linken Ventrikels können Wandbewegsstörungen während Belastung auf die Auswirkungen einer nicht zweifelsfrei zu beurteilenden Stenose hinweisen. In vielen Fällen sind daher zur genauen präoperativen Analyse der linksventrikulären Funktion mehrere Interventionsmaßnahmen erforderlich, um Ausmaß, Lokalisation und Art der Funktionsstörung zu identifizieren.

Literatur

1. Adam WE, Geffers H, Sigel H, Bitter F, Kampmann H, Stauch M, Wassermann B (1977) Evaluation of left ventricular function by radionuclide angiography. Herz 2: 195
2. Adam WE, Hoffmann H, Sigel H, Bitter F, Nechwatal W, Stauch M (1980) Bestimmung globaler und regionaler Parameter der Herzfunktion mit Hilfe der Radionuklid-Ventrikulographie. Verh Dtsch Ges Herz Kreislaufforsch 46: 105
3. Alderman EL, Glantz SA (1976) Acute hemodynamic interventions shift the diastolic pressure-volume curve in man. Circulation 54: 662
4. Amende I, Simon R, Lichtlen P (1976) Druck-Volumen-Beziehung bei Patienten mit koronarer Herzerkrankung nach Beta-Blockade. Verh Dtsch Ges Kreislaufforsch 42: 193
5. Amende I, Simon R, Hood WP, Lichtlen PR (1979) The effects of the beta-blocker atenolol and nitroglycerin on left ventricular function and geometry in man. Circulation 60: 836
6. Arborelius M, Lecerof H, Malm A, Malmborg RO (1968) Acute effects of nitroglycerin on haemodynamics of angina pectoris. Br Heart J 30: 407
7. Aström H, Jonsson B (1977) Haemodynamic effects of different beta blockers in angina pectoris. Scott Med J 22: 64
8. Bache RJ, Tockman B, Bryce D (1980) Effect of nitroglycerin and nifedipine on subendocardial perfusion in the presence of a flow-limiting coronary stenosis. Circulation 62: III-66
9. Battler A, Ross J Jr, Slutsky R et al. (1979) Improvement by oral propranolol of exercise-induced ischemic dysfunction in patients with coronary heart disease. Am J Cardiol 43: 415
10. Berger HJ, Reduto LA, Johnstone DE et al. (1979) Global and regional left ventricular response to bicycle exercise in coronary artery disease. Assessment by quantitative radionuclide angiocardiography. Am J Med 66: 13
11. Berman DS, Salel AF, DeNardo GL, Bogren HG, Mason DT (1975) Clinical assessment of left ventricular regional contraction patterns and ejection fraction by high-resolution gated scintigraphy. J Nucl Med 16: 865
12. Black JW, Stephenson JS (1962) Pharmacology of a new adrenergic betareceptor blocking compound (nethalide). Lancet II: 311
13. Bleifeld W, Hanrath P, Mathey D, Heinrich KW, Merx W (1973) Akuter Myokardinfarkt. II. Hämodynamik des rechten Ventrikels. Z Kardiol 62: 701
14. Bodenheimer MM, Banka VS, Fooshee CM, Helfant RH (1979) Comparative sensitivity of the exercise electrocardiogram, thallium imaging and stress radionuclide angiography to detect the presence and severity of coronary heart disease. Circulation 60: 1270
15. Borer JS, Bacharach SL, Green MV, Kent KM, Epstein SE, Johnston GS (1977) Real-time radionuclide cineangiography in the noninvasive evaluation of global and regional left ventricular function at rest and during exercise in patients with coronary artery disease. N Engl J Med 296: 839
16. Borer JS, Bacharach SL, Green MV, Rosing DR, Kent KM, Seides SF, Epstein SE (1978) Effects of propranolol on left ventricular function during exercise in patients with coronary artery disease. Circulation 58: II-61
17. Borer JS, Bacharach SL, Green MV, Kent KM, Johnston GS, Epstein SE (1978) Effect of nitroglycerin on exercise-induced abnormalities of left ventricular regional function and ejection fraction in coronary artery disease. Circulation 57: 314
18. Braunwald E (1977) Vasodilator therapy — a physiologic approach to the treatment of heart failure. N Engl J Med 297: 331
19. Braunwald E, Ross J Jr, Sonnenblick EH (1968) Mechanism of contraction of the normal and failing heart. Little, Brown, Boston, p 77

20. Brunton TL (1867) On the use of nitrite of amyl in angina pectoris. Lancet II: 97
21. Bussmann WD (1980) Wirkung von Nitraten auf Hämodynamik, myokardiale Ischämie und Infarktgröße bei Patienten mit und ohne Linksinsuffizienz. In: Rudolph W, Schrey A (Hrsg) Nitrate II. Wirkung auf Herz und Kreislauf. Urban & Schwarzenberg, München Wien Baltimore, S 361
22. Bussmann WD, Mayer V, Kober G, Kaltenbach M (1978) Regionale Ventrikelfunktion in Ruhe, unter Volumen- und körperlicher Belastung vor und nach aortokoronarer Bypass-Operation. Z Kardiol 67: 384
23. Caldwell JH, Hamilton GW, Sorensen SG, Ritchie JL, Williams DL, Kennedy JW (1980) The detection of coronary artery disease with radionuclide techniques: A comparison of rest-exercise thallium imaging and ejection fraction response. Circulation 61: 610
24. Caldwell JH, Williams DL, Ritchie JL, Harp GD, Hamilton GW, Hammermeister KE, Kennedy JW (1980) An automated, count based method of rest — exercise regional ventricular function: Comparison to qualitative interpretation. Circulation 62: III-102
25. Chatterjee K, Sacoor M, Sutton GC, Miller GAH (1971) Angiographic assessment of left ventricular function in patients with ischemic heart disease without clinical heart failure. Br Heart J 33: 559
26. Cohn JN, Franciosa JA (1977) Vasodilator therapy of cardiac failure. N Engl J Med 297: 27
27. Cohn JN, Guiha NH, Broder MI, Limas CJ (1974) Right ventricular infarction. Clinical and hemodynamic features. Am J Cardiol 33: 209
28. Cohn PF, Gorlin R (1972) Abnormalities of left ventricular function associated with the anginal state. Circulation 46: 1065
29. Delius W, Wirtzfeld A, Dominiak P, Sebening H, Blömer H, Grobecker H (1979) Wirkungen einer akuten Blockade adrenerger β-Rezeptoren auf Noradrenalinkonzentration und Hämodynamik bei Patienten nach Myokardinfarkt. Z Kardiol 68: 441
30. Dwyer EM, Wiener L, Cox JW (1968) Effects of beta-adrenergic blockade (propranolol) on left ventricular hemodynamics and the electrocardiogram during exercise-induced angina pectoris. Circulation 38: 250
31. Ehrhardt JC, Verani MS, Marcus ML (1977) Exercise isotope ventriculogram: Use in assessing changes in left ventricular function. Circulation 56: III-141
32. Ekelund LG, Holmgren A (1967) Central hemodynamics during exercise. Circ Res Suppl I 21: 33
33. Eliasch H, Rosen A, Scott HM (1967) Systemic circulatory response to stress of simulated flight and to physical exercise before and after propranolol blockade. Br Heart J 29: 671
34. Engel H-J, Hundeshagen H, Lichtlen PR (1980) Prevention of pacing-induced ischemia by propranolol — Changes of regional myocardial blood flow and coronary sinus O_2-content. Circulation 62: III-296
35. Epstein SE, Robinson BF, Kahler RL, Braunwald E (1965) Effects of beta-adrenergic blockade on the cardiac response to maximal and submaximal exercise in man. J Clin Invest 44: 1745
36. Erbel R, Neuhaus KL, Spiller P, Benn M, Kreuzer H (1976) Beeinflussung der systolischen und diastolischen Ventrikelfunktion durch Kontrastmittelinjektionen in den linken Ventrikel. Z Kardiol 65: 305
37. Feldman RL, Pepine CJ, Conti CR (1981) Magnitude of dilatation of large and small coronary arteries by nitroglycerin. Circulation 64: 324
38. Ferlinz J, Delvicario M, Gorlin R (1976) Incidence of right ventricular asynergy in patients with coronary artery disease. Am J Cardiol 38: 557
39. Flessas AP, Connelly GP, Handa S et al. (1976) Effects of isometric exercise on the end-diastolic pressure, volumes and function of the left ventricle in man. Circulation 53: 839
40. Folland ED, Hamilton GW, Larson SM, Kennedy JW, Williams DL, Ritchie JL (1977) The radionuclide ejection fraction: A comparison of three radionuclide techniques with contrast angiography. J Nucl Med 18: 1159
41. Forrester JS, Wyatt HL, daLuz PL, Tyberg JV, Diamond GA, Swan HJC (1976) Functional significance of regional ischemic contraction abnormalities. Circulation 54: 64
42. Frischknecht J, Steele P, Kirch D, Jensen D, Vogel R (1979) Effect of exercise on left ventricular ejection fraction in men with coronary artery disease. Am Heart J 97: 494
43. Frishman W, Smithen C, Befler B, Klingfield P, Killip T (1975) Noninvasive assessment of clinical response to oral propranolol therapy. Am J Cardiol 35: 635
44. Gaasch HW, Battle WE, Oboler AA, Banas JS Jr. Levine HJ (1972) Left ventricular stress and compliance in man. With special reference to normalized ventricular function curves. Circulation 45: 746

45. Ganz W, Marcus HS (1972) Failure of intracoronary nitroglycerin to alleviate pacing-induced angina. Circulation 46: 880

46. Gorlin R (1977) Current concepts in cardiology: Practical cardiac hemodynamics. N Engl J Med 296: 203

47. Grandjean T (1967) Une microtechnique du catheterisme cardiaque droit praticable au lit du malade sans controle radioscopique. Cardiologia 51: 184

48. Guiha NH, Limas CJ, Cohn JN (1974) Predominant right ventricular dysfunction after right ventricular destruction in the dog. Am J Cardiol 33: 254

49. Hamer J, Sowton E (1965) Cardiac output after β-adrenergic blockade in ischemic heart disease. Br Heart J 27: 892

50. Hamilton GW, Murray JA, Kennedy JW (1972) Quantitative angiocardiography in ischemic heart disease. Circulation 45: 1065

51. Hanrath P, Bleifeld W, Merx W, Heinrich KW, Brunner E (1973) Akuter Myokardinfarkt. III. Die Bedeutung des zentralvenösen Drucks für die Funktion des linken Ventrikels. Z Kardiol 62: 718

52. Hansson L, Zweifler AJ, Julius S, Hunyor SN (1974) Hemodynamic effects of acute and prolonged β-adrenergic blockade in essential hypertension. Acta Med Scand 196: 27

53. Hattori S, Banka VS, Yamazaki H, Agarwal JB, Li JK, Bodenheimer MM, Helfant RH (1980) Reversal of propranolol induced myocardial depression during partial and total coronary occlusion by nitroglycerin. Am J Cardiol 45: 437

54. Hecht HS, Hopkins JM (1980) Exercise induced regional wall motion abnormalities on radionuclide angiography are not specific for coronary artery disease. Circulation 62: III-147

55. Helfant RH, Pine R, Meister SG, Feldman MS, Trout RG, Banka VS (1974) Nitroglycerin to unmask reversible asynergy: Correlation with post bypass ventriculography. Circulation 50: 108

56. Herman MV, Gorlin R (1969) Implications of left ventricular asynergy. Am J Cardiol 23: 538

57. Hilger HH, Tauchert M (1977) Medikamentöse Therapie der Koronarinsuffizienz. Internist (Berlin) 18: 315

58. Holmgren A, Ovenfors CO (1960) Heart volume at rest and during muscular work in the supine and in the sitting position. Acta Med Scand 167: 267

59. Hood WP, Amende I, Simon R, Lichtlen PR (1980) The effects of intracoronary nitroglycerin on left ventricular systolic and diastolic function in man. Circulation 61: 1098

60. Horwitz LD, Gorlin R, Taylor WJ, Kemp HG (1971) Effects of nitroglycerin on regional myocardial blood flow in coronary artery disease. J Clin Invest 50: 1578

61. Horwitz LD, Atkins JM, Leshin SJ (1972) Role of the Frank-Starling mechanism in exercise. Circ Res 31: 868

62. Horwitz LD, Atkins JM, Leshin SJ (1974) Effect of beta-adrenergic blockade on left ventricular function in exercise. Am J Physiol 227: 839

63. Jengo JA, Freeman R, Brizendine M, Mena J (1980) Detection of coronary artery disease: Comparison of exercise stress radionuclide angiocardiography and thallium stress perfusion scanning. Am J Cardiol 45: 535

64. Jones RH, McEwan P, Newman GE et al. (1981) Accuracy of diagnosis of coronary artery disease by radionuclide measurement of left ventricular function during rest and exercise. Circulation 64: 586

65. Jonsson B, Olsson AG, Orö L (1973) Effects of alprenolol on central hemodynamics and exercise tolerance in patients with angina pectoris. Cardiology 58: 150

66. Karsch KR, Kreuzer H, Neuhaus K-L (1977) Die Myokardfunktion des rechten Ventrikels bei koronarer Herzerkrankung. Z Kardiol 66: 972

67. Karsch KR, Rentrop P, Neuhaus K-L, Bornikoel K, Kreuzer H (1980) Hämodynamik des rechten Ventrikels vor und nach Nitroglycerin bei Patienten mit koronarer Herzerkrankung. In: Rudolph W, Schrey A, (Hrsg) Nitrate II. Wirkung auf Herz und Kreislauf. Urban & Schwarzenberg, München Wien Baltimore, S 193

68. Kober G, Bussmann WD, Hopf R, Thaler R, Kaltenbach M (1976) Beurteilung der Ventrikelfunktion aus dem Angiogramm. Qualitative und quantitative Methoden. Herz/Kreislauf 8: 180

69. Kober G, Guldner N, Bussmann WD, Kaltenbach M (1976) Die Volumenparameter des rechten und linken Ventrikels bei der koronaren Herzerkrankung ohne und mit durchgemachtem Herzinfarkt. Z Kardiol 65: 983

70. Kumada T, Gallgher KP, Shirato K, McKown D, Miller M, Kemper WS, White F, Ross J jr. (1980) Reduction of exercise-induced regional myocardial dysfunction by propranolol. Circ Res 46: 190

71. Kupper W, Bleifeld W (1980) Effects of nitrates on myocardial blood flow, myocardial lactate extraction and hemodynamics during angina pectoris. In: Rudolph W, Schrey A (Hrsg) Nitrate II. Wirkung auf Herz und Kreislauf. Urban & Schwarzenberg, München Wien Baltimore, S 86
72. Lecerof H, Malmborg RO (1972) Hemodynamic effects of oxprenolol alone and combined with nitroglycerin in patients with ischemic heart disease. Acta Med Scand 192: 499
73. Lichtlen P (1971) Hemodynamics of clinical ischemic heart disease. Ann Clin Res 3: 333
74. Lichtlen P, Albert H (1970) Zur Wirkung der β-Rezeptorenblockade bei Koronarinsuffizienz. I. Koronare Dynamik unter Propranolol, Messung der Myokarddurchblutung mit Xenon-133. Z Kreislaufforsch 59: 193
75. Lichtlen P, Huhmann W (1976) Right ventricular angiograms in patients with coronary artery disease. In: Lichtlen P, (ed) Coronary angiography and angina pectoris. Thieme, Stuttgart, p 176
76. Lichtlen P, Albert H, Spiegel M (1970) Zur Wirkung der β-Rezeptorenblockade bei Koronarinsuffizienz. II. Linksventrikuläre Dynamik bei Arbeitsbelastung unter Propranolol und Nitroglycerin. Z Kreislaufforsch 59: 207
77. Lichtlen P, Amende I, Simon R, Engel H-J (1977) Left ventricular function and regional myocardial blood flow after atenolol in normals and patients with coronary artery disease. Postgrad Med J [Suppl 3] 53: 85
78. Ludbrook PA, Byrne JD, Reed FD, McKnight RC (1980) Modification of left ventricular diastolic behavior by isometric handgrip exercise. Circulation 62: 357
79. Maddox DE, Wynne J, Uren R et al. (1979) Regional ejection fraction: A quantitative radionuclide index of regional left ventricular performance. Circulation 59: 1001
80. Majid PA, De Jong J (1982) Acute hemodynamic effects of nifedipine in patients with ischemic heart disease. Circulation 65: 1114
81. Malindzak GS, Miller RD, Green HD (1972) Coronary vasodilation and adrenergic receptors. Arch Int Pharmacodyn Ther 195: 87
82. Mangano DT, VanDyke DC, Ellis RJ (1980) The effect of increasing preload on ventricular output and ejection in man. Circulation 62: 535
83. Mann T, Goldberg S, Mudd GH, Grossman W (1979) Factors contributing to altered left ventricular diastolic properties during angina pectoris. Circulation 59: 14
84. Marshall RC, Wisenberg G, Schelbert HR, Henze E (1981) Effect of oral propranolol on rest, exercise and post-exercise left ventricular performance in normal subjects and patients with coronary artery disease. Circulation 63: 572
85. Maseri A, Pesola A, Marzilli M et al. (1977) Coronary vasospasm in angina pectoris. Lancet II: 713
86. Mason DT (1973) Regulation of cardiac performance in clinical heart disease. Am J Cardiol 32: 437
87. Mehmel HC, Mäurer W, Zebe H, Opherk D, Walther H, Kübler W (1977) Funktionelle Beurteilung von Koronararterienstenosen. Ermittlung linksventrikulärer lokaler Kontraktionsstörungen während Belastung. Dtsch Med Wochenschr 102: 555
88. Müller O, Rørvik K (1958) Haemodynamic consequences of coronary heart disease. Br Heart J 20: 302
89. Nechwatal W (1981) Die Ventrikelfunktion in Ruhe und während Belastung bei Patienten mit Angina pectoris. Habilitationsschrift, Universität Ulm
90. Nechwatal W, König E, Isbary J, Greding H (1977) Hämodynamische Interaktionen von Propranolol und Digitalis bei Patienten mit Hypertonie. Z Kardiol 66: 572
91. Nechwatal W, König E, Greding H, Isbary J (1978) Die Wirkung von Furosemid auf Hämodynamik, Belastungs-Ekg und Belastungstoleranz von Patienten mit Angina pectoris. Z Kardiol 67: 116
92. Nechwatal W, Venhofen M, Greding H, Isbary J, König E (1978) Der Einfluß der Narbenlokalisation auf die Ruhe- und Belastungshämodynamik bei Patienten mit chronischem Myokardinfarkt. Herz/Kreislauf 10: 425
93. Nechwatal W, König E, Isbary J, Greding H, Stauch M (1980) Haemodynamic and electrocardiographic effects of frusemide during supine exercise in patients with angina pectoris. Br Heart J 44: 67
94. Nechwatal W, Hacker H, Greding H, Isbary J, König E, Stauch M (1980) Die Wirkung von Furosemid auf β-Blockerinduzierte hämodynamische Veränderungen bei Patienten mit arterieller Hypertonie. Z Kardiol 69: 763
95. Nechwatal W, Sigel H, Bitter F, Geffers H, Kress P, Adam WE, Stauch M (1980) Die globale und regionale Funktion des linken Ventrikels bei koronarer Herzerkrankung nach Betablockade und Furosemid. Dtsch med Wochenschr 105: 1687

96. Nechwatal W, Adam WE, Bitter F, Sigel H, Stauch M (1981) Simultaneous determination of left ventricular ejection fraction, regional wall motion, filling pressure and end-diastolic volume during exercise. J Nucl Med 22: 48

97. Newman GF, Rerych SK, Upton MT, Sabiston DC, Jones RH (1980) Comparison of electrocardiographic and left ventricular functional changes during exercise. Circulation 62: 1204

98. Okada RD, Kirshenbaum HD, Kushner FG et al. (1980) Observer variance in the qualitative evaluation of left ventricular wall motion and the quantitation of left ventricular ejection fraction using rest and exercise multigated blood pool imaging. Circulation 61: 128

99. Pachinger O (1978) Quantitative Erfassung regionaler Störungen der Myokardfunktion bei koronarer Herzerkrankung. Wien Klin Wochenschr [Suppl] 90: 85

100. Parker JO, DiGiorgi S, West RO (1966) A hemodynamic study of acute coronary insufficiency precipitated by exercise with observations on the effect of nitroglycerin. Am J Cardiol 17: 470

101. Parker JO, West RO, DiGiorgi S (1968) Hemodynamic effects of propranolol in coronary heart disease. Am J Cardiol 21: 11

102. Parker JO, Case RB, Khaja F, Ledwich JR, Armstrong PW (1970) The influence of changes in blood volume on angina pectoris. A study of the effect of phlebotomy. Circulation 41: 593

103. Pfisterer M, Glaus L, Burkart F (1983) Comparative effects of nitroglycerin, nifedipine and metoprolol on regional left ventricular function in patients with one-vessel coronary disease. Circulation 67: 291

104. Port S, Cobb FR, Jones RH (1980) Effects of propranolol on left ventricular function in normal men. Circulation 61: 359

105. Port S, McEwan P, Cobb FR, Jones RH (1981) Influence of resting left ventricular function on the left ventricular response to exercise in patients with coronary artery disease. Circulation 63: 856

106. Quinones MA, Gaasch WH, Alexander JK (1976) Influence of acute changes in preload, afterload, contractile state and heart rate on ejection and isovolumic indices of myocardial contractility in man. Circulation 53: 293

107. Rackley CE, Russell RO Jr (1974) Right ventricular function in acute myocardial infarction. Am J Cardiol 33: 927

108. Rainwater J, Steele P, Kirch D, LeFree M, Jensen D, Vogel R (1982) Effect of propranolol on myocardial perfusion images and exercise ejection fraction in men with coronary artery disease. Circulation 65: 77

109. Reduto LA, Berger HJ, Cohen LS, Gottschalk A, Zaret BL (1977) Sequential radionuclide assessment of left and right ventricular performance following acute myocardial infarction. Circulation 56: III-65

110. Reduto LA, Berger HJ, Geha A, Hammond G, Cohen LS, Gottschalk A, Zaret BL (1978) Radionuclide assessment of ventricular performance during propranolol withdrawal prior to aortocoronary bypass surgery. Am Heart J 96: 714

111. Reduto LA, Wickemeyer WJ, Young JB et al. (1981) Left ventricular diastolic performance at rest and during exercise in patients with coronary artery disease. Circulation 63: 1228

112. Rentrop P, Petersen J, Roskamm H (1976) Left ventricular function in relation to the severity of coronary artery disease. In: Roskamm H, Hahn C, (eds) Ventricular function at rest and during exercise. Springer, Berlin Heidelberg New York p 69

113. Ritchie JL, Sorensen SG, Kennedy JW, Hamilton GW (1979) Radionuclide angiography: Noninvasive assessment of hemodynamic changes after administration of nitroglycerin. Am J Cardiol 43: 278

114. Robinson C, Jackson G, Fisk C, Jewitt D (1978) Haemodynamic effects of atenolol in patients with coronary artery disease. Br Heart J 40: 22

115. Roskamm H (1971) Hämodynamik und Kontraktilität des gesunden und kranken Herzens bei körperlicher Belastung. Verh Dtsch Ges Kreislaufforsch 37: 42

116. Roskamm H, Weidemann H, Meinecke B, Petersen J, Reindell H (1970) Die Diagnostik einer beginnenden Herzinsuffizienz mit Hilfe eines Einschwemmkatheterverfahrens. Z Kreislaufforsch 59/2: 119

117. Roskamm H, Rentrop P, Petersen J (1976) Die Ventrikelfunktion bei koronarer Herzerkrankung. Verh Dtsch Ges Kreislaufforsch 42: 50

118. Roskamm H, Samek L, Rupp G et al. (1977) Verbessert die zusätzliche Messung des Pulmonalkapillardrucks während körperlicher Belastung die Voraussage des koronarangiographischen Befundes bei Patienten ohne transmuralen Herzinfarkt? Z Kardiol 66: 477

119. Roskamm H, Weisswange A, Hahn C et al. (1977) Hemodynamics at rest and during exercise in 222 patients with coronary heart disease before and after aorto-coronary bypass surgery. Cardiology 62: 247

120. Ross J Jr (1979) Acute displacement of the diastolic pessure-volume curve of the left ventricle: Role of the pericardium and the right ventricle. Circulation 59: 32

121. Rushmer RF, Smith O, Franklin D (1959) Mechanisms of cardiac control in exercise. Circ Res 7: 602

122. Russell RO, Hunt D, Rackley CE (1973) Left ventricular hemodynamics in anterior and inferior myocardial infarction. Am J Cardiol 32: 8

123. Rutishauser W, Noseda G, Wirz P, Gander M (1979) Left ventricular performance at rest, during exercise and electrical pacing in conscious man before and after betablockade. Z Kreislaufforsch 29: 1037

124. Rutishauser W, Mehmel AH, Krayenbühl HP, Schönbeck M (1973) Relaxation of the left ventricle in patients with coronary heart disease. In: Kaltenbach M, Lichtlen P, Friesinger GC (eds) Coronary heart disease. Thieme, Stuttgart, p 167

125. Sandler H, Dodge HT (1963) Left ventricular tension and stress in man. Circ Res 13: 91

126. Sapru RP, Hannan WJ, Muir AL, Brash HM, Harper K (1980) Effect of isoprenaline and propranolol on left ventricular function as determined by nuclear angiography. Br Heart J 44: 75

127. Sauer E, Sebening H, Hör G et al. (1978) Nichtinvasive Erfassung der Dynamik des linken Ventrikels. Dtsch Med Wochenschr 103: 1199

128. Sauer E, Sebening H, Dressler J et al. (1979) Linksventrikuläre Funktionsbeurteilung in Ruhe und unter Ergometerbelastung mit der Herzbinnenraumszintigraphie bei koronarer Herzkrankheit. Herz/Kreislauf 11: 286

129. Sauer G, Jehle J, Karsch R, Kreuzer H, Neuhaus KL, Spiller P (1976) Der Einfluß von Nitroglycerin auf Hämodynamik, Wandspannung und Sauerstoffverbrauch des linken Ventrikels. Z Kardiol 65: 753

130. Schnellbacher K, Roskamm H, Reindell H (1974) Der Einfluß einer Beta-Rezeptoren-Blockade auf Leistungsfähigkeit, Hämodynamik und Herzgröße bei Normalpersonen. Herz/Kreislauf 6: 432

131. Sharma B, Goodwin JF, Raphael MJ, Steiner RE, Rainbow RG, Taylor SH (1976) Left ventricular angiography on exercise. A new method of assessing left ventricular function in ischemic heart disease. Br Heart J 38: 59

132. Shelbourne JC, Rubinstein D, Gorlin R (1969) A reappraisal of papillary muscle dysfunction. Am J Med 46: 862

133. Shubrooks SJ, Zir LM, Dinsmore RE, Harthorne JW (1975) Left ventricular wall motion response to intravenous propranolol. Circulation 52: 124

134. Sigel H, Geffers H, Kress P, Bitter F, Adam WE, Stauch M (1979) Über die Erfassung regionaler Funktionsstörungen des linken Ventrikels durch nuklearmedizinische Methoden. Herz/Kreislauf 11: 102

135. Sigwart U, Trieb G, Gleichmann U, Faßbender D (1980) Left ventricular angiography during exercise or after nitroglycerin? A critical evaluation. In: Rudolph W, Schrey A (Hrsg) Nitrate II. Wirkung auf Herz und Kreislauf. Urban & Schwarzenberg, München Wien Baltimore, S 130

136. Simon H, Felix R, Hedde JP (1978) Lokaler myokardialer Durchfluß, Perfusionsverteilung und Wandfunktion im poststenotischen Bereich bei Patienten mit Koronarinsuffizienz unter Bupranolol. In: Rahn KH, Schrey A (Hrsg) Betablocker. 1. Betadrenol-Symposium. Urban & Schwarzenberg, München Wien Baltimore, S 104

137. Simon H, Felix R, Hedde JP (1980) Besserung der lokalen Wandfunktion unter Isosorbiddinitrat in ihrer Beziehung zu der regionalen Durchblutungsverteilung. In: Rudolph W, Schrey A (Hrsg) Nitrate II. Wirkung auf Herz und Kreislauf. Urban & Schwarzenberg, München Wien Baltimore S 90

138. Slutsky R, Curtis G, Battler A et al. (1979) Hemodynamic effects of nitroglycerin by radionuclide equilibrium angiography in patients with ischemic heart disease. Am J Cardiol 43: 427

139. Sonnenblick EH, Skelton CL (1971) Myocardial energetics: Basic principles and clinical implications. N Engl J Med 285: 668

140. Sorensen SG, Ritchie JL, Caldwell JH, Hamilton GW, Kennedy JW (1980) Serial exercise radionuclide angiography. Validation of count-derived changes in cardiac output and quantitation of maximal exercise ventricular volume change after nitroglycerin and propranolol in normal men. Circulation 61: 600

141. Stauch M, Kress P, Geffers H et al. (1980) Assessment of regional and global abnormalities of left ventricular function at rest and exercise by gated blood pool scanning: Comparison with parameters related to myocardial ischemia. In: Heiss HW (ed) Quantification of myocardial ischemia. Witzstrock, New York (Advances in clinical cardiology, vol 1, p 150)

142. Stephens JD, Dymond DS, Spurrell RAJ (1980) Radionuclide and hemodynamic assessment of left ventricular functional reserve in patients with left ventricular aneurysm and congestive cardiac failure. Circulation 61: 536

143. Strauer BE (1978) Das Hochdruckherz. VII. Die Wirkung von Atenolol auf Funktion, koronare Hämodynamik und Sauerstoffverbrauch des linken Ventrikels. Dtsch med Wochenschr 103: 1785

144. Strauer BE, Scherpe A (1978) Ventricular function and coronary hemodynamics after intervenous nitroglycerin in coronary artery disease. Am Heart J 95: 210

145. Strauer BE, Beer K, Heitlinger K, Höfling B (1977) Left ventricular systolic wall stress as a primary determinant of myocardial oxygen consumption: Comparative studies in patients with normal left ventricular function, with pressure and volume overload and with coronary heart disease. Basic Res Cardiol 72: 306

146. Swan HJC, Ganz W, Forrester J, Marcus H, Diamond G, Chonette D (1970) Catheterization of the heart in man with use of a flow-directed balloon-tipped catheter. N Engl J Med 283: 447

147. Tarazi RC, Dustan HP, Bravo EL (1976) Hemodynamic effects of propranolol in hypertension; a review. Postgrad Med J [Suppl 4] 52: 92

148. Tauchert M, Behrenbeck DW, Niehues B, Jansen W, Carstens V, Hilger HH (1980) Nitroglycerin und Isosorbiddinitrat als Referenzsubstanzen bei der Prüfung koronarwirksamer Pharmaka. In: Rudolph W, Schrey A, (Hrsg) Nitrate II. Wirkung auf Herz und Kreislauf. Urban & Schwarzenberg, München Wien Baltimore, S 82

149. Tennant R, Wiggers CJ (1935) The effect of coronary occlusion on myocardial contraction. Am J Physiol 112: 351

150. Theroux P, Ross J Jr, Franklin D, Kemper WS, Sasayama S (1976) Regional myocardial function in the conscious dog during acute coronary occlusion and reponses to morphine, propranolol, nitroglycerin, and lidocaine. Circulation 53: 302

151. Upton MT, Newman GE, Port S, Rerych SK, Jones RH (1979) Left ventricular function during two levels of exercise in patients with coronary artery disease. Am J Cardiol 43: 433

152. Vatner SF, Baig H, Manders WT, Ochs H, Pagani M (1977) Effects of propranolol on regional myocardial function, electrograms, and blood flow in conscious dogs with myocardial ischemia. J Clin Invest 60: 353

153. Weisfeldt ML, Armstrong P, Scully HE, Sanders CA, Daggett WM (1974) Incomplete relaxation between beats after myocardial hypoxia and ischemia. J Clin Invest 33: 1626

154. Wiener L, Dwyer EM jr., Cox JW (1969) Left ventricular hemodynamics in exercise-induced angina pectoris. Circulation 38: 240

155. Wiener L, Dwyer EM Jr, Cox JW (1969) Hemodynamic effects of nitroglycerin, propranolol and their combination in coronary heart disease. Circulation 39: 623

156. Winbury MM (1971) Redistribution of left ventricular blood flow produced by nitroglycerin. Circ Res [Suppl I] 29: 140

157. Wisenberg G, Marshall R, Schelbert H, Rue C (1979) The effect of oral propranolol on left ventricular function at rest and during exercise in normals and in patients with coronary artery diseases as determined by radionuclide angiography. J Nucl Med 20: 639

158. Wüsten B, Türschmann W (1976) Der Einfluß intraventrikulärer Belastung auf die regionale Koronarreserve bei chronischem Koronarverschluß. Verh Dtsch Ges Kreislaufforsch 42: 305

Sachverzeichnis